ALOÈS
la plante qui guérit

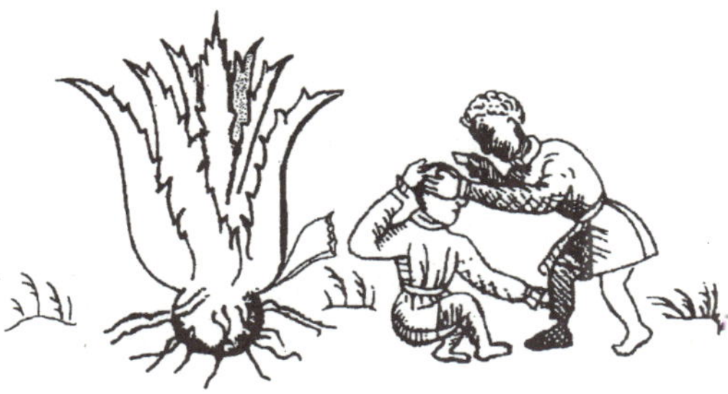

Du même auteur :

– Aloès, hygiène et santé des animaux
– Dr Nopal, le médecin du Bon Dieu

Marc Schweizer & Jacques Couderc
avec la collaboration de Jenny Jane :
– La Vente directe par réseau,
une autre manière d'entreprendre

Aloès, la plante qui guérit
est disponible en :
allemand, anglais, espagnol, français, italien, russe

ISBN 978–2–912978–10–3

Marc Schweizer

ALOÈS
la plante qui guérit

4e édition revue et complétée

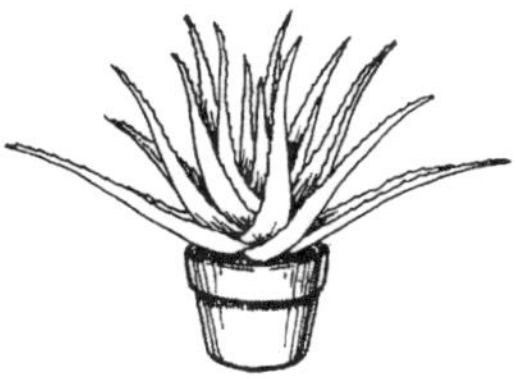

APB

235, rue du Faubourg Saint-Honoré F-75008 PARIS (France)

Tél : (33) 01 42 27 14 89 – Fax : (33) 01 45 74 00 64

E-mail : schwmarc@club-internet.fr

Je remercie

MM. Steve Brooks, Piotr Daszkiewicz, Abel Donnard,
le Dr Emile Jaccard, Philippe Jacques, Ed Maykut,
Jean Moisset, Ernest Schürmann,
Mme Denise Spühler, M. Alfred Theodor,
le Dr Oskar Zimmermann,
pour l'aide précieuse et les conseils qu'ils m'ont apportés
au cours de la rédaction de cet essai.
J'ai aussi beaucoup consulté :
The Silent Healer *de Bill Coats,*
Creatures in our Care *de Richard Holland & Bill Coats,*
Le Docteur Vert *ou* Docteur Aloès *de Robert Dehin,*
Aloès, impératrice des plantes *de Michael Peuser.*
Ma reconnaissance va également à
Laurence Tual
pour ses dessins originaux
et à Yves Feugeas
pour la pertinence de ses remarques et les nombreuses
corrections qu'il m'a suggérées.

Diffusion libraires : Soleils – Fax : (33) 01 42 84 13 36

Avertissement

L'HISTOIRE plusieurs fois millénaire de l'aloès est aussi captivante qu'un roman d'aventures. Connu depuis toujours pour sa beauté mystérieuse, son élégance sauvage, ses propriétés thérapeutiques légendaires, il fut considéré dans certaines civilisations comme un dieu. Dans l'Égypte ancienne, l'aloès fut la plante dont le «sang» donnait la beauté, la santé et l'éternité. Elle faisait partie du rituel d'embaumement et accompagnait Pharaon dans son voyage vers l'autre monde. Pour les empereurs de la Chine mythique, les épines guérisseuses de l'aloès personnifiaient les ongles sacrés de la Divinité. Chez les Indiens de l'Amérique, l'aloès faisait partie des 16 plantes sacrées révérées comme des dieux. En Afrique, les chameliers nomades l'appellent le *«lys du désert»*, les Américains *«the silent healer»* ou *«Docteur Aloès»*, les Russes *«la plante divine»* ou *«élixir de longue vie»*, etc.

Ce manuel n'a pas la prétention de vous offrir une étude exhaustive des vertus et des pouvoirs de l'aloès. Cette plante magique nous réserve probablement encore bien des surprises. Ami de l'homme au même titre que le blé, le riz ou l'olivier, plantes nourricières, l'aloès est par excellence notre plante-médecin.

Aux États-Unis, au Japon, en Russie, en Chine, au Brésil, en Afrique du Sud, en Australie, l'aloès a des dizaines de millions d'adeptes, souvent enthousiastes, et il fait l'objet d'un grand nombre de publications. En France, pourtant l'un des premiers pays européens à reconnaître les vertus médicinales de l'aloès, les mandarins de l'orthodoxie médicale, empêchèrent longtemps la publication d'études scientifiques sérieuses sur le sujet.

Dans cet ouvrage les ***astérisques*** **(*)** reportent au lexique page 97.

Les ***notes*** **(1)** se retrouvent en bas de page.

Aloès

"le docteur en pot"

(Christophe Colomb)

Aloe vera
(Linné)

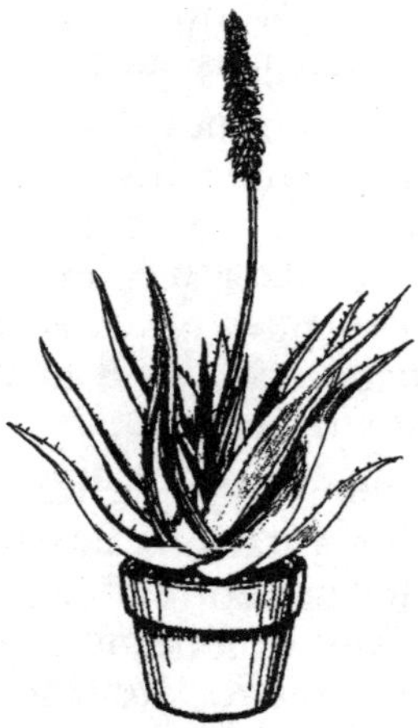

Aloe vulgaris
(Lamarck)

Aloe barbadensis (Miller)

Aloe vera

L'*Aloe vera,* ainsi nommé et décrit par Linné et l'*Aloe barbadensis* décrit par Miller, de même que l'*Aloe vulgaris* de Lamarck sont une seule et même plante. Aujourd'hui, la classification botanique officielle a retenu le nom d'*Aloe barbadensis Miller* pour cet aloès, le plus cultivé dans le monde, mais *Aloe vera* reste l'appellation courante que nous adopterons dans cet ouvrage.

Selon Roger Lavergne, des botanistes supposent que l'*Aloe vera* serait indigène des îles du Cap Vert, des Canaries et peut-être aussi de Madère. Très anciennement plusieurs espèces furent largement cultivées autour du bassin méditerranéen puis en Amérique latine. On en trouve dans les garrigues du midi de la France où, jadis, l'aloès figurait parmi les *simples médecines.* On le consommait aussi pour ses vertus digestives et dépuratives.

L'*Aloe vera* des plantations américaines atteint une hauteur de 60 à 90 cm, voire davantage. Ses feuilles, longues de 40 à 60 cm, ornées de piquants, ont à la base une largeur de 6 à 15 cm. À l'état sauvage, son envergure reste plus modeste, variant selon les terrains et les régions.

Les feuilles de l'aloès sont revêtues d'une cuticule* (couche protectrice) dont les stomates* filtrent l'air et l'eau. Sous cette membrane se trouve un premier derme* cellulosique, abritant des cristaux d'oxalate de calcium, et les cellules péricycliques de la sève jaune-rougeâtre à propriétés laxatives, appelée «sang» de l'aloès. Enfin, enclos dans cette triple protection végétale, voici le parenchyme* incolore, formant le gel* (ou pulpe*) si recherché de la plante. La qualité de ce gel dépend beaucoup du sol et des conditions climatiques de la zone de culture. *(Voir schéma page 36).*

Qu'est-ce que l'aloès ?

LES BOTANISTES précisent que l'aloès est une plante phanérogame* (à fleurs), angiosperme*, de la famille des liliacées*(1) appartenant à l'espèce des plantes grasses ou succulentes, dont font également partie les cactées. Ses fleurs, réparties sur une ou plusieurs hampes, ressemblent à des petites trompettes de couleur allant du blanc verdâtre au rouge, en passant par le jaune (*Aloe vera*), et l'orange. Ses feuilles charnues et cassantes, ornées de piquants, poussent en rosette spiralée autour de la tige. Le mucilage* de l'aloès contient dans son épaisseur le parenchyme, sorte de tissu cellulaire spongieux capable de stocker l'eau filtrée par les racines et les feuilles. Par une savante alchimie (métabolisme*), cette eau se transforme en ce gel amer et translucide si recherché pour ses propriétés médicinales.

La reproduction de l'aloès s'opère soit par graines (les oiseaux et les insectes favorisant la pollinisation naturelle), soit par les rejets (clones) qui poussent autour de son pied. Les vertus médicinales de l'aloès sont connues depuis toujours par des peuples très différents, appartenant à toutes les civilisations. Son nom vient du grec *aloê* ; en arabe il se dit *alloeh* ; en chinois *alo-hei* ou *lu-weh*. Il ne faut pas le confondre avec le "chokas" (faux aloès), ou l'agave *(voir note 6, p. 18)*, une plante qui lui ressemble, mais qui, par le jeu des classifications botaniques, appartient à la famille des amaryllidacées. Il existe plus de 300 espèces d'aloès répertoriées de par le monde, et l'on en découvre de nouvelles chaque année. Cela va du petit aloès de rocaille sans tige, mesurant quelques centimètres, jusqu'aux aloès arborescents hauts de plusieurs mètres. Mais toutes les espèces ne sont pas

---

(1) L'aloès appartint longtemps à la famille des liliacées comme l'asphodèle, la jacinthe, le lys, la tulipe, l'asperge, l'ail ou l'oignon. Aujourd'hui une nouvelle classification internationale place les *Aloe* dans la famille des *Asphodelacae* (Asphodèlacées). Voir lexique.

médicinales. Les aloès les plus connus et les plus utilisés en médecine sont l'*Aloe vera*, l'aloès du Cap *(Aloe africana* ou *capensis),* l'*Aloe saponaria*, l'*Aloe sinensis,* l'*Aloe arborescens,* et l'*Aloe ferox,* aux piquants acérés. Des adeptes enthousiastes considèrent l'aloès comme la panacée.

On trouve cette plante à l'état sauvage dans la plupart des régions tropicales ou subtropicales, et même dans le sud de l'Europe. Certaines espèces, utilisées en corderie, fournirent, jusqu'à l'apparition des fibres synthétiques, une matière première naturelle imputrescible pour la fabrication des cordages marins. Aujourd'hui encore, on en fait dans certaines parties du monde, des nattes et des tissus très résistants.

L'*Aloe ferox* et l'*Aloe saponaria* sont très prisés par les Asiatiques. L'*Aloe arborescens* est l'aloès le plus étudié par les chercheurs russes (voir ci-après). L'*Aloe excelsa* du Zimbabwe, de type arborescent, peut atteindre 10 mètres de hauteur.

Mais c'est essentiellement la pulpe contenue dans les longues feuilles charnues ornées de piquants de l'*Aloe vera barbadensis Miller*, que l'on utilise pour les soins de beauté, d'hygiène et de santé. Le fulgurant développement de son usage auquel nous assistons est-il un phénomène de mode ou correspond-il à des qualités véritables ? En étudiant son histoire, force est de constater que derrière son apparence énigmatique, l'aloès dissimule des vertus d'une richesse incroyable qu'il est prêt à partager avec nous.

Une petite expérience

Pour vous rendre compte des surprenantes capacités de survie de l'aloès, il est intéressant de procéder à la petite expérience suivante :

Entaillez avec un couteau une feuille fraîche d'*Aloe vera* sur pied et vous découvrirez avec quelle rapidité la plante se guérit elle-même. D'abord, vous voyez apparaître à l'endroit de la coupure un suintement qui, en quelques minutes, se transforme en une nouvelle peau, cicatrisant rapidement la blessure.

Refaites l'expérience avec une feuille fraîchement coupée, puis avec une feuille coupée conservée au frais (+ 2 à 3° C) pendant 10 jours. Vous observerez que la feuille stockée à l'abri de la lumière manifeste la même surprenante capacité de régénération.

Un aloès déterré puis abandonné à la chaleur résistera durant des mois et gardera intactes ses facultés vitales, prêt à reverdir une fois replanté et arrosé.

Un usage universel

LA RÉPUTATION acquise par l'aloès sur les cinq continents, ne semble pas usurpée. En Europe, on se contenta de l'utiliser comme amer*, laxatif* ou vermifuge, sous forme de gomme ou d'extrait séché réduit en poudre car on ne savait pas conserver le gel frais actif de son mucilage. Il est aujourd'hui prouvé que ce gel extrait de la pulpe* de ses feuilles guérit beaucoup de petits maux tels que piqûres d'insectes, brûlures, écorchures, coupures, troubles digestifs, eczéma. C'est aussi un excellent cicatrisant, et il nous offre, sous forme de jus, un étonnant complément alimentaire tonique et vivifiant.

Dans nombre de pays, des athlètes en usent pour prévenir et soigner entorses, foulures, tendinites et autres accidents. Certains sportifs l'absorbent discrètement comme stimulant naturel, sans risquer les foudres du contrôle antidopage. Les femmes en font des masques de beauté, des crèmes de jouvence, des shampoings ou des lotions capillaires. Comme traitement de fond de l'hépatite, de l'asthme, du diabète et des maladies de peau, certains disent qu'il n'y a rien de mieux. Dans tous les cas, c'est par excellence la plante des «premiers soins».

TU ES UN jardin fermé,
ma sœur, ma fiancée ;
Il y a sous ta langue
du miel et du lait.
Et l'odeur de tes vêtements est
comme l'odeur du Liban.
Tu es un jardin fleuri,
une source parfumée, une
fontaine scellée.
Tes eaux alimentent un jardin
de délices fleuri de roses,
où poussent les arbres aux fruits
d'or et de pourpre,
les manguiers et les grenadiers
aux fruits délicieux,
les troënes avec le nard
et le safran,
le roseau aromatique
et le cinnamome,
et tous les arbres qui donnent
l'encens,
la myrrhe et l'aloès…

Cantique des Cantiques

HISTOIRE MERVEILLEUSE DE L'ALOÈS

Antiquité

LES VERTUS curatives de l'aloès étaient déjà bien connues dans l'antiquité. Expériences, observations, témoignages et récits légendaires parsèment sa fabuleuse histoire.

Il semble que ce soit chez les Sumériens, à l'époque des rois d'Akkad, que l'on trouve sur des tablettes d'argile, la première allusion à l'usage thérapeutique de l'aloès *(musabbar)*. Les Assyro-Babyloniens l'utilisaient, avec l'absinthe vraie, contre la paresse d'estomac *(Lav)*. L'aloès figure aussi sur des vases peints égyptiens de l'époque archaïque. Le *Livre égyptien des remèdes* du fameux papyrus Ebers (XVe siècle av. J.-C.) fait également mention de l'aloès parmi des formules de guérison remontant peut-être au IIIe millénaire avant notre ère. Pour les Hindous, l'aloès figure en bonne place parmi les plantes secrètes de l'*Atharvaveda*[2] qui le surnomme «le guérisseur silencieux».

Dans la Bible, on en trouve la trace dans plusieurs Livres sacrés : (Nombres, Cantique des Cantiques, Évangiles).

L'Évangile selon saint Jean relate :*«Nicodème, qui auparavant était allé de nuit vers Jésus, vint aussi, apportant un mélange d'environ cent livres de myrrhe et d'aloès. Ils prirent donc le corps de Jésus, et l'envelop-*

---

(2) *Atharvaveda* : l'un des 4 *Veda* (en sanskrit = connaissance), textes fondamentaux de l'hindouisme comportant des formules et des incantations. Il est composé de 731 hymnes comprenant environ 6 000 strophes : prières expiatoires, incantations magiques, charmes, plantes ou préparations secrètes, destinés à soigner toutes sortes de maladies. Complété par l'*Ayurveda* (Veda de la vie) la science hindoue de la médecine.

pèrent de bandes, avec les aromates, comme c'est la coutume d'ensevelir chez les Juifs.»

À l'époque des persécutions, les Romains contraignaient les chrétiens à brûler de l'encens dans leurs temples en offrande à leurs dieux. Pour se soustraire à cette obligation qu'elles avaient prise en horreur, certaines communautés chrétiennes de l'Église primitive (Édesse), remplaçaient l'encens officiel tiré de l'*aquilaire agaloche* (bois d'aloès), par de «l'encens sacré» fabriqué avec de l'aloès biblique mélangé à la myrrhe et au benjoin.[(3)]

Égypte ancienne

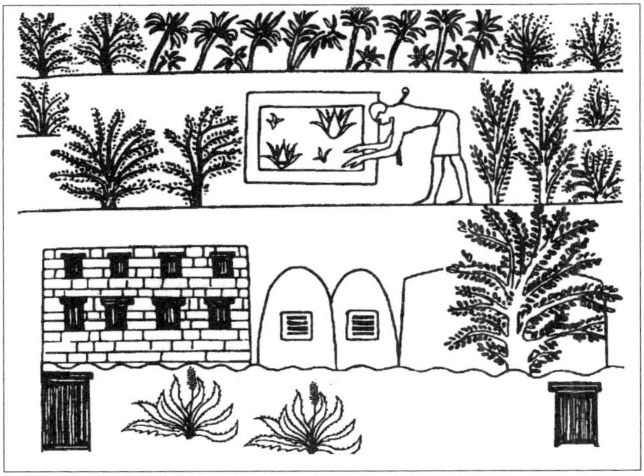

CHEZ LES ANCIENS Égyptiens, l'aloès avait la réputation de garder aux femmes leur beauté et leur éclat. Les pharaons le considéraient comme un élixir* de longue vie. La tradition voulait que l'on apportât un plant d'aloès, symbole du renouvellement de la vie, comme cadeau, lors

(3) Des écrits anciens confondent parfois l'aloès biblique, la plante médicinale, sujet de la présente étude avec l'*Aquilaria agalochus,* un arbre au bois résineux et aromatique appelé "bois d'aloès", dont on tirait également un encens très recherché.

des cérémonies funéraires. Planté autour des temples, des pyramides et le long des routes menant à la Vallée des Rois, l'aloès accompagnait le pharaon dans son passage vers l'au-delà, afin de le soigner et de le nourrir tout au long de son voyage. Quand il fleurissait, c'était signe que le défunt avait heureusement atteint l'«autre rive». Les prêtres associaient la *«plante de l'immortalité»* à leurs rites funéraires, l'incorporant à la composition de la formule de l'embaumement.

Les anciens Égyptiens, inventeurs du clystère, l'employaient en lavements purgatifs.

En outre, l'aloès possédait pour les anciens des vertus cosmétiques. On dit que les yeux de Cléopâtre devaient beaucoup de leur légendaire éclat à un collyre* à base d'aloès confectionné par l'une de ses esclaves numides, et que le secret de la beauté de la peau et du teint de Néfertiti résidait dans ses bains quotidiens de lait d'ânesse et de pulpe d'aloès.

Grèce et Rome

Pour les Grecs, l'aloès symbolisait la beauté, la patience, la fortune et la santé. Dans ses traités, Hippocrate décrit quelques propriétés curatives de l'aloès : repousse des cheveux, guérison des tumeurs, soulagement des dysenteries et des maux d'estomac. On dit que vers 330 avant J.-C., Alexandre le Grand blessé au siège de Gaza (Palestine) par une flèche ennemie, vit sa plaie s'infecter durant sa chevauchée conquérante à travers l'Égypte et le désert de Libye. Proclamé fils de Zeus à l'oasis d'Amon, un prêtre envoyé par le célèbre Aristote, (son précepteur et mentor), l'oignit d'une huile à base d'aloès en provenance de l'île de Socotra, qui le guérit de sa plaie. Il semblerait que ce fut également sur l'incitation d'Aristote qu'Alexandre le Grand entreprit une expédition navale pour s'emparer de l'île de Socotra afin de mettre la main sur ses plantations d'aloès. On prétendait en effet que le suc de cette plante rendait les guerriers invulnérables.

Pour de nombreux Orientaux, l'huile d'aloès a la réputation de procurer la sagesse et l'immortalité. Les Phéniciens faisaient sécher la pulpe extraite de ses feuilles dans des outres en peau de chèvre et l'exportaient à travers tout le monde gréco-romain jusqu'en Inde.

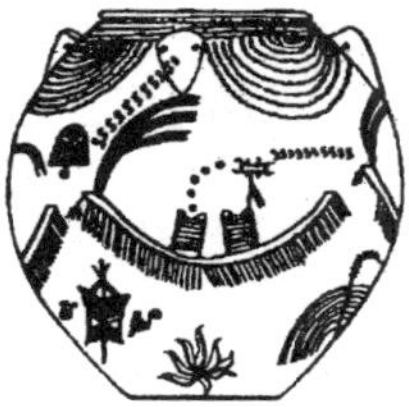

Ce fut au cours des guerres puniques que les Romains découvrirent avec étonnement les vertus de l'aloès dont leurs prisonniers carthaginois faisaient grande consommation pour soigner leurs blessures.

Au Ier siècle de notre ère, Celse, «le Cicéron de la médecine», vanta lui aussi les mérites de l'aloès dans son livre *De arte medica*. Quant à Dioscoride, médecin grec qui servit longtemps dans les armées romaines, il décrivait avec enthousiasme dans son *De materia medica* les propriétés de l'aloès, dont il notait, entre autres vertus, celles de faire coaguler le sang des blessures, de cicatriser les écorchures et les plaies ouvertes, de guérir les furoncles, les hémorroïdes. Il prétendait aussi que la pulpe fraîche d'aloès arrêtait la chute des cheveux et enrayait les ophtalmies.

Pline l'Ancien (23-79 ap. J.-C.) confirmant les découvertes égyptiennes, décrit dans son *Histoire naturelle* la manière originale de guérir la dysenterie en injectant de l'aloès à l'aide d'une poire à lavement.

Orient et Afrique

LES BÉDOUINS de la péninsule arabique et les guerriers touareg du Sahara connaissent depuis la plus haute antiquité les vertus de l'aloès qu'ils appellent *«lys du désert».* Pour protéger leurs demeures, les habitants de Mésopotamie ornaient leurs portes de feuilles d'aloès. En cas d'épidémie ou de disette, les Parthes et les Scythes avaient coutume de se nourrir de feuilles d'aloès débarrassées de leurs épines. Les commerçants du Moyen-Orient exportaient les extraits de cette plante jusqu'en Chine, en passant par l'Inde, la Malaisie, le Tibet.

Ainsi, l'aloès est-il mentionné parmi les denrées précieuses dans le *Jin Ping Mei,* célèbre roman chinois, le *Livre des Merveilles* de Marco Polo ou les écrits de Maïmonide.

L'initiation aux vertus médicinales et aux pouvoirs du chanvre et de l'aloès faisait partie de l'enseignement des Ismaéliens, dont l'un des plus illustres représentant fut le médecin et philosophe Avicenne.

La légende prétend qu'Hasan ibn al-Sabbâh, le «Vieux de la Montagne», chef de la confrérie des «Assassins», s'en inspira. Cette doctrine comprenait l'apprentissage par degrés des arcanes des *«sept sebayah»* ou «connaissance du droit chemin» par laquelle les Ismaéliens conféraient à leurs adeptes des pouvoirs magiques. L'aloès, qui figure avec le chanvre parmi les plantes cultivées autour de la forteresse d'Alamût (nord de la Perse), était considéré par les Ismaéliens à la fois comme vulnéraire*, antidote et élixir de longue vie. On dit que l'un des secrets de la longévité des Templiers résidait dans le fameux élixir de Jérusalem, composé de haschisch, d'aloès et de vin de palme.

Huit siècles plus tard, Dominique Larrey, chirurgien en chef des armées de Napoléon, initié par un marabout qu'il voyait guérir miraculeusement les plus terribles blessures infligées à ses mamelouks, apprit à soigner lui aussi les grognards de la Grande Armée avec la pulpe des feuilles d'aloès ouvertes à coups de sabre. De là l'expression militaire : sabrer l'aloès. *(Archives du Val-de-Grâce)*.

---

(4) *Ayurveda* ou *Veda de la vie*. Médecine traditionnelle hindoue dont les recettes et formules faisaient partie des *Atharvaveda*. *Voir note page 11.*

La médecine ayurvédique[4] de l'Inde tint également l'aloès en haute estime, en tant que plante majeure de sa pharmacopée. Considéré comme plante sacrée, il participait aux rituels des sacrifices, et, certaines de ses espèces étaient rigoureusement protégées. Sur les bûchers funéraires, on place aujourd'hui encore des feuilles d'aloès, symbole de renaissance et d'éternité.

Moyen Âge et Renaissance

DANS UN CÉLEBRE ouvrage de médecine de l'École de Salerne, Constantin l'Africain et ses disciples accordent une place de choix aux vertus thérapeutiques de l'aloès. Robert Dehin, dans son livre *Le Docteur vert* ou *Docteur Aloès* (voir bibliographie), rapporte ces vers fameux dédiés à la plante fétiche :

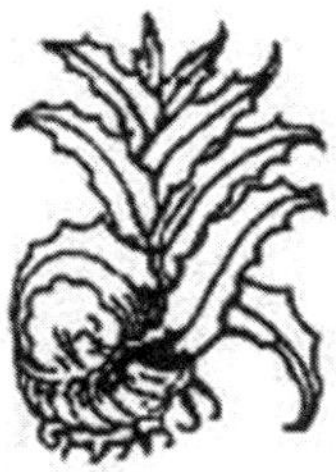

Il sèche une blessure, il ravive la chair
Du prépuce malade il détruit le cancer
Purge d'humeur les yeux, la tête dégagée
L'oreille oblitérée et la langue chargée
D'un débile estomac ranime la vigueur
Arrête des cheveux la chute et la langueur
Il soulage le foie et guérit les ictères.

Ce fut lors des Croisades que les chrétiens d'Occident découvrirent les vertus de l'aloès que leurs adversaires musulmans considéraient comme le remède par excellence. Au cours de leurs conquêtes, les Arabes acclimatèrent l'aloès en Afrique du Nord et en Andalousie. C'est grâce à l'aloès que les marins espagnols de la *Santa Maria*, décimés par la maladie et la malnutrition seront partiellement sauvés, incitant Christophe Colomb à l'appeler le «docteur en pot». Dès lors, les Espagnols en transportèrent toujours à bord de leurs navires pour se préserver du scorbut.

Paracelse, le grand médecin de la Renaissance, découvre l'aloès à Salerne, puis en Espagne et au Portugal. Dans une lettre à Amberg, il parle à mots couverts de *"la mystérieuse et secrète «Aloe» dont «le suc d'or» guérit les brûlures et les empoisonnements du sang"*. Mais ce sont surtout les pères jésuites portugais et espagnols qui, sur les pas des premiers explorateurs, cultivèrent l'aloès dans toutes les colonies, une plante dont ils connaissaient les propriétés curatives. Les Indiens convertis l'appelaient «l'arbre à Jésus».

Indiens d'Amérique [5]

L'ALOES ÉTAIT avec l'agave [6] l'une des 16 plantes sacrées des Amérindiens. Les Indiens cuisaient les feuilles d'aloès sous la cendre pour les manger, arrêtaient les hémorragies et cicatrisaient les blessures avec sa pulpe. Fermenté, le gel amer était réputé «calmer» le ventre, nettoyer les reins et la vessie, dissoudre les calculs, arrêter la toux, soulager les fluxions de poitrine et provoquer les menstrues. Les jeunes Indiennes enduisaient leur visage de jus d'aloès pour attirer les garçons (et chasser les parasites), comme le faisaient déjà les belles de l'antiquité.

Avant de partir à la chasse ou à la guerre, les guerriers frottaient leur corps de sa pulpe. Pour les Mazahuas, l'aloès était la plante magique par excellence. Il guérissait de toutes les maladies celui qui en consommait, lui procurait la force en *«faisant venir le dieu en lui»*, donnait l'esprit clair au fou, à l'ivrogne, à celui qui déraillait. Une

---

(5) La plupart des botanistes affirment que l'aloès fut une plante importée et acclimatée sur le continent américain par les conquérants espagnols. Pourtant, les récits dignes de foi de voyageurs et d'auteurs ibériques de l'époque de la Conquête mentionnent la présence d'aloès en Amérique à l'arrivée des Européens. D'autres scientifiques estiment que l'*Aloe barbadensis* serait indigène du Cap Vert et de Madère, qu'il aurait pu être amené dans les Amériques par des oiseaux de mer ou les courants marins. L'aloès a souvent été confondu avec l'agave, plante indigène de l'Amérique précolombienne.

(6) Agave (de *agauos*, magnifique). Plante de la famille des amaryllidacées, souvent confondue avec l'aloès, et plus particulièrement avec l'*Aloe vera* dont la fleur est également jaune. Plante sacrée des Mayas et des Toltèques, ses feuilles contiennent le sisal, une fibre végétale très résistante, et son «cœur», un vin de sève, le pulque, dont la distillation procure des eaux-de-vie appréciées : le mescal et la tequila. La tige de la grappe florale de certaines variétés d'agaves peut s'élever jusqu'à 12 mètres.

curieuse tradition indienne affirmait que si le *pulque*, (vin de l'agave) rend fou, le vin d'aloès guérit de la folie. Les Jivaros l'avaient surnommé «*le médecin du ciel*» car ils croyaient que la plante sacrée les rendait invulnérables.

Le *ticitl* ou guérisseur était chez les Nahuas l'homme un peu sorcier qui connaissait les plantes de pouvoir et les plantes qui guérissent. Il soignait les blessures, les piqûres d'insectes et les morsures de serpents en enduisant les plaies avec du «sang» de l'aloès. Les Indiens chassaient la migraine en l'appliquant en cataplasmes autour de leur tête souffrante. En fait, ce sont les Jésuites qui popularisèrent l'aloès dans les colonies d'Amérique.

Extrême-Orient

Au Japon, l'aloès est une plante reine. Des dizaines d'espèces sont cultivées pour de multiples usages. Il se boit, il se mange, il se consomme et il soigne. Jadis, avant le combat, les samouraïs enduisaient leur corps de pulpe d'aloès pour chasser les démons et se rendre immortels. Aujourd'hui, la pulpe de l'*Aloe saponaria* sert à faire des savons et des cosmétiques, l'*Aloe ferox*, l'*Aloe thraskii*, l'*Aloe marlothii*, l'*Aloe vera* entrent dans la composition de nombreuses préparations pharmaceutiques et cosmétiques.

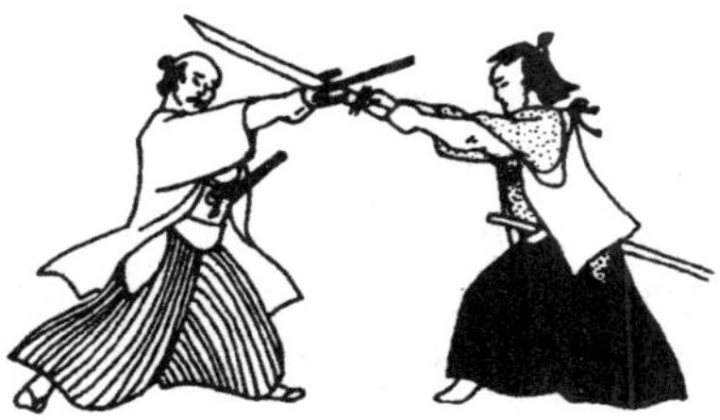

Les Chinois, non moins friands d'aloès que leurs voisins japonais, l'utilisent également tant dans leur nourriture que dans leurs soins. Depuis des siècles, l'aloès y est reconnu comme médicament spécifique contre les brûlures et les affections de la peau.

Le poète Liu Yu Xi (8e siècle) raconta comment enfant il fut guéri d'un eczéma tenace dont aucune médecine ne venait à bout par un marchand d'herbes ambulant qui élabora pour lui une préparation de deux tiers d'aloès et d'un tiers de réglisse qui le soulagea instantanément.

L'aloès fit longtemps partie des plantes médicinales réservées à la famille impériale. Il figure notamment dans le *Ben Cao* (1505) ouvrage rédigé sur l'ordre de l'empereur Xiao Zong.

La pharmacopée chinoise de Li Shih-Shen (1518-1593) cite l'aloès parmi les plantes aux vertus thérapeutiques majeures et le nomme : *«remède d'harmonie»*.

Les épines de l'*Aloe ferox* servaient d'aiguilles d'acupuncture aux fameux «médecins aux pieds nus», thérapeutes itinérants. Notons que la médecine chinoise traditionnelle, très précise dans ses indications pharmacologiques et ses formulations, prescrivait des règles très strictes pour l'administration des médicaments. Les phases lunaires, la hauteur du soleil, le moment de la journée faisaient partie des ordonnances, concept repris de nos jours par des adeptes des médecines alternatives et même, depuis peu, par certains praticiens officiels.

La médecine chinoise moderne utilise la pulpe de l'aloès dans le traitement de l'artériosclérose.

De la légende à la science

DANS DE NOMBREUX PAYS où la médecine occidentale n'a pas tout à fait chassé les médecines traditionnelles, l'aloès demeure la plante médicinale par excellence. Les traditions locales attribuent à cette plante magique des vertus de protection et de porte-bonheur. Au retour d'un pélerinage, les musulmans suspendent à la porte de leur demeure des feuilles d'aloès ramenées de La Mecque, témoignant ainsi qu'ils ont bien effectué leur devoir afin que le Prophète vienne à son tour leur rendre visite. Pour les Afrikaners et les Zoulous, l'aloès est *«la plante qui guérit tout»*. Certains hommes du désert en tirent un savon liquide dont ils enduisent leur corps et leurs cheveux, ce qui leur procure une peau resplendissante, une chevelure abondante et luxuriante.

Carol Miller Kent, dans son livre *Aloe vera,* prétend qu'un onguent contre les brûlures à base d'aloès fit partie de la pharmacie emportée à bord de la capsule spatiale qui se posa sur la Lune en 1969. Les travaux du biologiste soviétique Israël Brekhman, restés longtemps secrets, prouvent l'efficacité de l'aloès dans les cas d'irradiation atomique. Ce fut Brekhman qui proposa le concept d'«adaptogène» pour expliquer l'effet régulateur de l'aloès sur l'organisme.

La réputation millénaire de l'aloès et de ses vertus a évidemment incité les scientifiques à étudier sa composition chimique et ses propriétés thérapeutiques. Or, malgré leur prévention devant ce remède de «bonne femme», ils doivent admettre, non sans surprise, que beaucoup de ses vertus légendaires n'étaient pas du tout imaginaires.

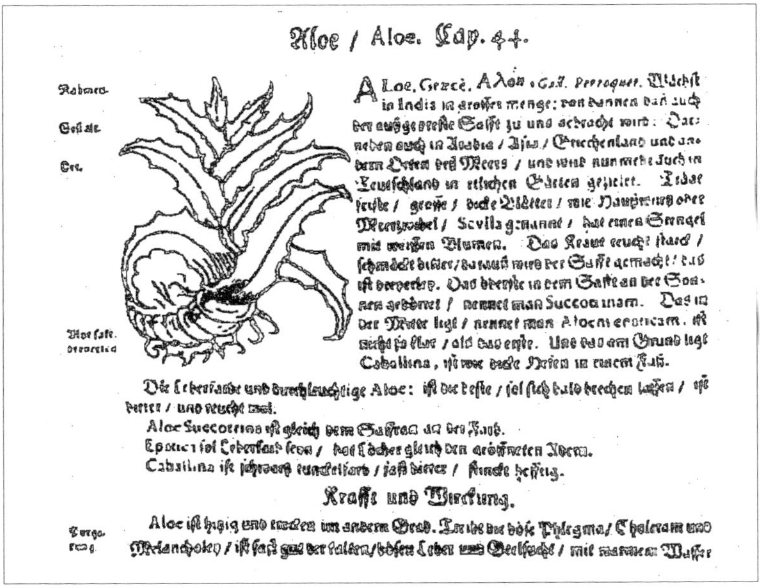
Aloe / Aloe. Cap. 44.

Krafft und Wirckung.

LES PIONNIERS DE LA RECHERCHE MODERNE

Recherches américaines

CE FURENT Smith et Stenhouse qui identifièrent les premiers, en 1851, un des principes actifs de la plante qu'ils nommèrent *aloïne* [(7)]. En 1912, H.W. Johnstone, un planteur du Kentucky, observa avec surprise les vertus curatives de l'aloès lorsque des ouvriers de sa plantation gravement brûlés guérirent rapidement après que des matrones eurent enduit leurs blessures de pulpe d'aloès. Il décida de cultiver l'aloès et de le commercialiser sous forme d'onguent.

Dans les années trente, Creston Collins et son fils redécouvrirent scientifiquement les vertus de l'aloès et en prouvèrent l'efficacité dans la guérison de nombreuses affections. Ils relevèrent en particulier dans un rapport resté célèbre, la capacité de l'*Aloe vera* de pallier les effets néfastes des radiations engendrées par la radiothérapie.

Des dizaines de chercheurs s'attaquèrent alors à l'étude scientifique de la composition chimique de la plante. Parmi eux, Chopia et Gosh identifièrent en 1938 ses principaux éléments actifs : l'aloïne*, l'émodine, l'acide chrysophanique (ou anthraquinone*), la gomme de résine et des traces d'huile volatile et non volatile.

En 1942, Rodney M. Stockton, ingénieur chimiste, se trouvait en vacances en Floride lorsqu'il souffrit d'un grave

---

(7) *Aloïne* : au siècle dernier, la médecine officielle européenne reconnaissait essentiellement à l'aloès des vertus purgatives que l'on attribuait à l'aloïne, contenue par la peau de la feuille. Seuls les empiriques des pays où poussait l'aloès utilisaient le gel translucide de la pulpe fraîche.

coup de soleil. Ses amis ayant enduit sa peau brûlée de la pulpe gélatineuse extraite d'une feuille fraîche d'aloès, il fut surpris de voir sa douleur se calmer instantanément. Troublé par la rapidité de sa guérison, Stockton décida d'étudier le phénomène de plus près. En 1947, il s'installa en Floride et fit de nombreuses expériences pour vérifier si le «miracle» était reproductible. Il l'était. Il travailla alors sur la stabilisation du gel de la plante et mit au point un onguent* à base d'aloès, efficace contre les brûlures, qu'une émission de télévision très suivie popularisa à travers les États-Unis.

A la fin des années cinquante, Bill C. Coats, un pharmacien texan qui passa une bonne partie de sa vie à étudier cette plante, réussit à stabiliser la pulpe fraîche de l'*Aloe vera* par un procédé parfaitement naturel. Son secret, qu'il fit breveter, réside dans l'incubation de la pulpe durant 3 jours, à température variable et l'adjonction de vitamine C, de vitamine E et de sorbitol, des antioxydants efficaces. Cette découverte majeure permit de commercialiser l'*Aloe vera* sur une grande échelle. C'est ainsi que l'aloès est en train de conquérir le monde pour le bienfait de tous. Bill Coats publia plusieurs ouvrages dans lesquels il explique ses recherches en détail. *(Voir : Culture et transformation de l'aloès page 30 et Bibliographie page 101).*

Nouvelles découvertes

Au cours des 25 dernières années, la recherche sur les propriétés de l'*Aloe vera* a vivement progressé. En 1984, des études conduites sous la direction d'Ivan E. Danhof, ancien professeur de physiologie à l'université du Texas et chef du Laboratoire de Recherches du Nord-Texas, ont démontré que l'application de gel d'aloès sur une peau fatiguée, accélérait de 6 à 8 fois la production de fibroblastes* humains, par rapport au rythme de reproduction cellulaire normal. Responsables de la fabrication du collagène*, principal support protéinique de la peau, les fibroblastes sont des cellules dont l'activité conditionne le vieillissement du derme et la naissance des rides. Selon Danhof, ce seraient les polysaccharides de la pulpe d'aloès qui faciliteraient la réorganisation des cellules de la mince barrière protectrice qu'offre la couche cornée de l'épiderme. Le Dr Danhof a démontré les fantastiques vertus de réhydratation de l'aloès dont le gel constitué de 95 % d'eau, pénètre à l'intérieur de la peau 3 à 4 fois plus vite que l'eau.

C'est au médecin japonais Fujita que nous devons de savoir que la bradykinase serait l'enzyme* responsable des remarquables propriétés antidouleur, à la fois calmantes et cicatrisantes de l'*Aloe vera* et pas seulement l'acide salicylique comme on le croyait jusqu'ici ***(Voir p. 37*** *et suivantes).*

En 1985, le Dr Bill McAnalley, isolait un polysaccharide tiré de l'*Aloe vera* qu'il appela *carrisyn*[8], tandis que des chercheurs canadiens découvraient une molécule active possédant de remarquables propriétés antivirales qu'ils appelèrent *acemannan.* Des essais cliniques entamés sur des malades atteints du sida montrèrent que la carrisyn renforçait leur système immunitaire et parvenait parfois à enrayer la progression du virus H.I.V. Constat corroboré par les études de plusieurs autres chercheurs, notamment le Dr Reg McDaniel qui soulignait que contrairement à d'autres traitements, celui à base de carrisyn n'entraînait aucun effet secondaire négatif. La nouvelle fit sensation.

Le Dr Reg McDaniel affirma : *«il semblerait que la carrisyn neutralise le virus du sida en transformant son enveloppe protéinique, l'empêchant ainsi de s'attaquer aux cellules T4».* (Rapport préliminaire publié en 1987 dans la revue *Clinical Research*).

---

(8) *Carrisyn* est un nom commercial déposé par les Laboratoires Carrington pour un médicament à base d'aloès.

Les laboratoires Carrington ont obtenu l'autorisation de la FDA *(Food & Drugs administration)* d'expérimenter la carrisyn sur l'être humain, expériences qui sembleraient encourageantes.

Parallèlement à ces recherches américaines, les savants russes n'étaient pas restés sur la touche. Le professeur Brekhman déjà cité, l'ophtalmologue Vladimir Filatov et le neurologue Serge Pavlenko, pour ne parler que des plus connus, étudièrent eux aussi les effets surprenants de l'aloès médicinal.

Wolfgang Wirth dans son ouvrage *Guérir par l'aloès* nous raconte cette épopée que nous résumons ci-après.

Le secret de l'aloès russe

LE PROFESSEUR Vladimir Petrovitch Filatov (1875–1956), ophtalmologue russe originaire d'Odessa, spécialiste des greffes tissulaires, fut l'un des pionniers modernes de la thérapeutique à base d'aloès. Filatov obtint sa chaire d'ophtalmologie de la main même du tsar Nicolas II. Chercheur dynamique et plein de curiosité, Filatov ne se contenta pas des chemins tracés par la médecine traditionnelle. Sa devise était : *«C'est celui qui guérit qui a raison»*. Sans a priori et sans parti pris dogmatique, ce chirurgien et chercheur de génie étudia différentes thérapeutiques non orthodoxes que ses pairs considéraient avec dédain comme de la magie superstitieuse. Se passionnant pour l'homéopathie, la naturopathie, les énergies, il militait pour une médecine unitaire, ayant une vue d'ensemble (holistique*) de l'homme et de la maladie. Pour lui, la chimiothérapie et la pratique des soins par les plantes possédaient autant de qualités l'une que l'autre et leurs tenants devaient travailler ensemble en vue de la guérison plutôt que de s'opposer sottement dans de stériles controverses. *«Là où une méthode est inopérante, il faut en essayer une autre ! A tout mal, il existe un remède. C'est à nous, médecins, de le découvrir !»* avait-il coutume de dire.

Au cours de ses voyages, au Caucase ou en Sibérie, il étudiait toujours sur le terrain les plantes médicinales, les secrets et le savoir-faire des guérisseurs locaux.

Après la révolution d'Octobre, Filatov put poursuivre sans trop de difficultés ses recherches sous le régime soviétique et appela malicieusement sa méthode «médecine dialectique» pour que les commissaires politiques et les mandarins officiels lui fichent la paix.

Filatov considérait que l'opposition entre guérisseurs empiriques et médecins allopathes était un faux problème. Il préconisait d'instruire les guérisseurs afin de leur inculquer les rudiments de la science nécessaires à une connaissance médicale moderne et de donner aux médecins universitaires une formation plus ouverte, leur permettant d'étendre le champ de leurs connaissances vers les médecines populaires traditionnelles.

Pionnier de la kératoplastie (greffe cornéenne), la principale découverte de Filatov fut que la greffe d'un petit fragment de cornée saine dans une cornée devenue opaque par la cataracte, rendait à la cornée malade sa transparence d'origine. Il avait remarqué que ce processus était d'autant plus rapide si le greffon était prélevé sur un défunt et exposé un certain temps au froid (+ 2 à 3 ° C). Filatov réussit ainsi à guérir un grand nombre de cataractes et de kératosclérites d'origine syphilitique. Il pratiqua avec succès plus de quatre mille greffes de la cornée. Intrigué par le fait paradoxal qu'un greffon prélevé sur un cadavre et conservé au froid semblait bien plus efficace qu'un greffon prélevé sur une personne vivante, ses recherches se poursuivirent dans cette direction. Il constata que ces tissus convenablement prélevés et conservés au froid continuaient de vivre et formaient des substances actives destinées à pallier leur traumatisme. Ainsi, une greffe minuscule en provenance d'un mort parvenait à régénérer le tissu malade d'un corps vivant. Il appela ces substances des «stimulateurs biogènes*». Curieux de tout, Filatov étudiait aussi les végétaux, en premier lieu le ginseng, "la plante divine", puis l'aloès, notamment l'*Aloe arborescens Miller,* abondant en URSS méridionale, dont il avait observé les surprenants effets curatifs dans les thérapeutiques appliquées par les guérisseurs traditionnels d'Asie centrale.

Il rechercha si sa théorie des stimulateurs biogènes s'appliquait aussi aux plantes et, après des centaines d'expériences couronnées de succès à partir de l'aloès, il retint la technique suivante :

Couper des feuilles d'un *aloès* et les conserver 10 jours durant à l'abri de la lumière et au froid (+ 2 à 3° C). Puis extraire la pulpe de ces feuilles et en injecter sous la peau des malades. L'extrait de ce jus remporte le même effet curatif que le transplant de tissus prélevés sur un défunt ![9]

Filatov en déduit l'hypothèse que *«toute détérioration brutale des conditions de vie d'un organisme animal ou végétal provoque en cet organisme la sécrétion de stimulateurs biogènes, régulateurs vitaux aux propriétés thérapeutiques tout à fait étonnantes».*

Il s'aperçut également avec surprise que les mêmes feuilles d'aloès passées à l'autoclave à 120° C conservaient certaines de leurs propriétés même si leurs enzymes avaient disparu.

Filatov en conclut que ce ne sont pas la cornée greffée ou l'extrait de pulpe d'aloès qui provoquent le processus de guérison, mais les stimulateurs biogènes qu'ils contiennent.

---

(9) Précisons qu'un tel traitement exige une application dans des conditions d'hygiène parfaite et sous un strict contrôle médical. Toute automédication dans ce domaine doit être proscrite. Toute injection de produits d'origine douteuse, effectuée dans des conditions de stérilité imparfaite, par des personnes non habilitées à l'exercice de la médecine doit être prohibée. M.S.

Tout en constatant leurs effets curatifs, Filatov ne parvint pas à expliquer ce que sont ces stimulateurs biogènes ni comment ils fonctionnent.

Toujours selon son principe que *«c'est celui qui guérit qui a raison»*, Filatov soigna d'innombrables patients avec des préparations à base d'aloès (aloès biostimulé), constatant que cette plante stimule les fonctions physiologiques de l'organisme et augmente considérablement ses défenses immunitaires.

LE DR MAX BRANDT, tenta d'expliquer ce processus : *«le mécanisme du fonctionnement des stimulateurs biogènes à base d'aloès agit en passant par le système nerveux central. Si l'aloès provoque un allongement de la durée des réflexes conditionnés, il induit une diminution de leur force allant jusqu'à leur disparition complète. L'on peut donc parler d'un renforcement du processus d'inhibition dans le système nerveux central déjà décrit par Pavlov.*

Le ralentissement de l'activité de l'écorce cérébrale, qui se produit sous l'effet de l'aloès, est considéré par les chercheurs les plus renommés comme un ralentissement thérapeutique protecteur. [...] Toutes les données cliniques démontrent une importante activité biologique de l'aloès et un effet certain des stimulants biogènes sur le système nerveux central.» [10]

Depuis le décès du Dr Filatov, plusieurs de ses élèves ont pris la relève. Le Dr Woljanski a étudié et mis au point une technique de soins à base d'aloès réussissant à enrayer les sciatiques les plus réfractaires et le Dr Kurako a obtenu

(10) *W. Wirth : Guérir par l'aloès Edition Wilhelm Ennsthaler (Diffusion Soleils).*

d'excellents résultats dans les cas de maladies inflammatoires de la moelle épinière.

En gériatrie, le Dr Kalmanovicz a pu constater une diminution des phénomènes d'asthénie et une augmentation remarquable de la capacité intellectuelle chez des patients d'un âge avancé qu'il traite dans sa clinique.

Selon le Dr Brandt, la découverte par Filatov des stimulateurs biogènes fournit désormais la preuve qui manquait jusqu'ici, de l'efficacité du traitement thérapeutique par l'aloès, qui fait partie intégrante de la médecine traditionnelle de nombreux pays.

Selon lui, la thérapeutique à base d'aloès peut être considérée comme un véritable tournant dans la médecine biologique. Elle est très efficace dans les maladies des yeux. Elle augmente en particulier la capacité visuelle et la stabilise. Elle guérit ou tout du moins soulage considérablement les personnes atteintes d'asthme. Elle influence positivement toutes les maladies qui ont un rapport quelconque avec les défauts du système immunitaire comme le cancer, la sclérose en plaques ou le sida. Elle renforce considérablement la qualité de vie des personnes âgées. Il semble aussi que l'on ait récemment découvert la molécule active de l'aloès qui apporte une protection tout à fait étonnante contre les brûlures et les irradiations atomiques. L'aloès offre donc une excellente prophylaxie en radiothérapie.

Le Dr Brandt estime que les agents actifs de l'aloès correspondent aux microsubstances de notre organisme dont ils compensent les déficits.

> *"L'Aloès entrait jadis dans la composition de la plupart des élixirs, baumes, collyres et autres préparations tant de la médecine savante que de la médecine familiale et populaire. S'il revient aujourd'hui à la mode, et par la grande porte, ce n'est que justice."*
>
> *(Dr William R. Robertson).*

CULTURE ET TRANSFORMATION DE L'ALOÈS

L'ALOÈS POUSSE librement dans des régions semi-désertiques au climat chaud. Il aime les terrains secs, sablonneux et calciques. Relativement facile à cultiver, l'*Aloe vera* (la principale espèce médicinale), le «docteur végétal» des Américains, est aujourd'hui planté sur des milliers d'hectares à travers le monde[11]. La découverte des nouvelles propriétés de la plante (autres que laxatives), et des procédés fiables de stabilisation du gel que contiennent ses feuilles, a provoqué une forte demande, voire un véritable boom. Dans notre civilisation moderne, où la biotechnologie et la médecine de pointe ont remplacé le diagnostic souvent excellent bien qu'empirique du bon docteur de famille de jadis, cette plante secrète et séduisante se doit d'avoir sa place dans chaque foyer. Elle nous évite la tentation de soigner nos petits bobos par un usage d'antibiotiques disproportionné avec la maladie.

Mais, comme sous nos climats tempérés il n'est pas toujours aisé de faire pousser l'aloès dans son jardin (ou sur son balcon), car c'est une plante tropicale, il existe aujourd'hui sur le marché des produits parfaitement sains et naturels, dont la qualité et les performances approchent celles de la pulpe fraîche.

---

(11) *Aloe Vera of America* est la plus importante société de production d'*Aloe vera* dans le monde. Elle utilise une méthode de culture tout à fait naturelle. Cette entreprise appartient aujourd'hui à la société FLP.

Fabrication

Les procédés de fabrication des extraits d'aloès médicinal ont beaucoup évolué au cours des siècles. Les Arabes plaçaient la pulpe extraite des feuilles dans des outres en peau de chèvre et la faisaient sécher au soleil jusqu'à ce qu'elle soit réduite en une sorte de résine. Les habitants de Socotra broyaient les feuilles séchées en poudre*, les colons de la Jamaïque chauffaient les feuilles dans un chaudron et en recueillaient le jus très concentré. À La Barbade, les esclaves coupaient les feuilles de la plante et les suspendaient, entaille vers le bas, au-dessus d'un récipient de bois où le jus s'écoulait en attendant qu'on le fît bouillir et réduire jusqu'à ce qu'il ait la consistance de la mélasse.

Si la cueillette et la préparation des feuilles se poursuivent encore ici et là à la main, la plupart des grandes sociétés spécialisées dans l'aloès ont adopté des machines modernes pour préserver leur produit de toute impureté.

Comme le gel mucilagineux contient les éléments les plus actifs de la plante, les Américains ont mis au point un processus semi-automatique d'extraction de la pulpe, évitant toute pression risquant de mélanger l'aloïne (12) et quelques autres substances indésirables, au gel médicinal.

Toutefois la clé d'un bon aloès ne réside pas seulement dans le procédé d'extraction, mais surtout dans la méthode de stabilisation et de conservation du produit.

Conservation

Le gel blanchâtre et translucide de la pulpe de l'aloès est très instable. Laissé à l'air libre il s'oxyde très vite et ce processus détruit nombre de ses propriétés thérapeutiques.

---

(12) Rappelons qu'il faut différencier la sève jaune-rosâtre présente sous la première peau de l'*Aloe vera* et qui contient un fort pourcentage d'aloïne, du gel translucide formant la pulpe de son mucilage.

Même placé dans un réfrigérateur, il s'altère rapidement. C'est pourquoi le véritable problème posé par sa commercialisation fut sa stabilisation.

Les chercheurs ont d'abord essayé d'exposer le gel au rayonnement ultraviolet. Ce procédé fut vite abandonné car il modifiait sa composition chimique.

On tenta aussi sans succès notable la pasteurisation, en soumettant le gel à des températures de plus de 60° C après y avoir ajouté du peroxyde d'hydrogène.

Certains chercheurs adoptèrent la technique du séchage à froid sous vide qui donna d'assez bons résultats, le gel conservant la plupart de ses propriétés une fois réhydraté ; d'autres, la technique de la déshydratation à chaud par de moyennes ou de très hautes températures. On préconisa également l'irradiation, mais comme pour les fruits et les légumes, on renonça très vite à ce procédé dont on ne connaît pas encore toutes les conséquences sur l'organisme. En tout cas, aucune de ces méthodes ne permettait de conserver les propriétés naturelles du gel ainsi traité, en particulier les vitamines et les enzymes qui font la valeur du produit ! Il fallait donc trouver le processus idéal qui permettrait de stabiliser le gel sans en détruire les enzymes. Ce fut Bill Coats, fondateur d'*Aloe Vera of America* qui découvrit et breveta la technique de conservation la plus performante à ce jour. Elle consiste à laisser incuber le gel dans des cuves, en y ajoutant de la vitamine C (acide ascorbique), de la vitamine E (tocophérol) et du sorbitol, pour empêcher son oxydation. En opérant à des températures précises[(13)], il obtint une réaction chimique idéale permettant la parfaite conservation du produit.

(13) Ces températures ne sont pas divulguées, mais, n'excédant pas 37°C, elles ne lèsent pas les propriétés médicinales du gel.

PROPRIÉTÉS MÉDICINALES

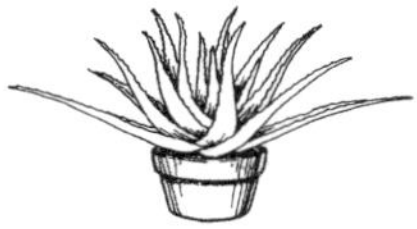

RAPPELONS QUE dans nos pays dits avancés, un médicament nouveau ou une préparation à base de plantes ne sont reconnus par la médecine officielle que si l'on en connaît l'exacte composition chimique. Ainsi, une plante comme l'aloès qui a fait ses preuves depuis des siècles, appartenant à la pharmacopée traditionnelle des guérisseurs et des herboristes du monde entier, ne sera un jour agréée officiellement que si elle réussit à franchir les fourches caudines du protocole expérimental. Et, devant la guerre féroce que se livrent dans l'ombre les grands laboratoires pharmaceutiques, on comprend mieux pourquoi les énormes intérêts financiers en jeu parviennent à retarder la mise en vente libre d'excellents produits naturels et bon marché. Il est évident qu'une plante que, dans les pays chauds, tout le monde peut cueillir librement, cultiver sur sa terrasse ou dans son jardin, qui est capable de guérir de très nombreuses maladies, fait désordre dans le panorama du *medical business* international.

L'Aloès, longtemps employé sous forme de poudre fabriquée à partir des feuilles séchées de la plante que l'on pouvait aisément transporter, on utilisa aussi dans les pays de production, la sève rosâtre sécrétée par la peau superficielle de la feuille. Cette méthode de premiers soins est encore pratiquée aux Antilles et dans nombre d'autres pays du tiers monde. Comme nous venons de le voir, ce n'est que très récemment que l'on a réussi à stabiliser le gel actif mais instable de la pulpe d'*Aloe vera*, pour un usage prolongé. Aujourd'hui, c'est ce gel mucilagineux contenu par les feuilles, – la partie la plus active de l'aloès – que l'on utilise.

Cholagogue*, stomachique*, laxative et purgative*, l'aloïne contenue dans la sève des cellules péricycliques de l'aloès représentait pour les anciens un véritable élixir de longue vie. Mais rares étaient les initiés faisant la différence entre cette sève jaune rosâtre et le gel incolore du cœur des feuilles de l'aloès. Or, c'est ce gel astringent*, bactéricide*, béchique*, cicatrisant*, fongicide*, anti-inflammatoire*, hémostatique* et virulicide* qui représente la partie la plus active de la plante. Il anesthésie les tissus, arrête les démangeaisons, soulage les piqûres d'insectes. Il combat aussi avec succès la fièvre et la constipation, dilate les vaisseaux capillaires et clarifie le sang. En dermatologie, le gel de l'aloès revitalise les tissus, «digère» les cellules mortes, hydrate les peaux sèches et pénètre le derme en profondeur pour son plus grand bénéfice.

Au cours du dernier demi-siècle, des chercheurs ont enrichi la liste déjà longue de ses propriétés traditionnelles : l'*Aloe vera* se révèle un excellent régulateur biologique et un excellent immunostimulant. Il est apprécié pour sa faculté d'accélérer la régénération cellulaire postopératoire. Depuis quelques années, des médecins américains affirment obtenir de bons résultats dans le traitement du cancer et du sida.

Mais restons prudents. Cette réputation de «plante miraculeuse», ces louanges, ce dithyrambe, n'est-ce pas trop beau, ne serait-ce pas qu'une belle légende ou une vulgaire campagne de propagande pour favoriser la promotion des mille produits à base d'aloès, plus ou moins purs et plus ou moins efficaces qui déferlent d'ores et déjà sur le monde ? *(Voir : Comment choisir ses produits ? page 75).*

En tout cas, la riche composition en vitamines, en sels minéraux, en acides aminés, en enzymes, en éléments nutritifs variés, fait de la feuille d'*Aloe vera* et de sa pulpe, un aliment énergétique très complet.

De nombreux témoignages signalent la surprenante propriété de «régulateur de poids» qu'offrirait une cure prolongée d'*Aloe vera*. Coupe-faim naturel pour les boulimiques et les obèses, l'aloès stimulerait par ailleurs l'appétit des anorexiques.

Ce qui plaide en faveur des vertus intrinsèques de l'aloès, c'est que son usage fut adopté par des peuples vivant dans des aires géographiques aussi éloignées les unes des autres que l'Égypte, la Chine et l'Inde, l'Europe méridionale, l'Afrique, le Proche et le Moyen-Orient, Madagascar, l'Amérique ou l'Australie.

Il est évident que cette réputation «magique» rebute et agace une majorité de scientifiques. Les mêmes d'ailleurs qui se moquent des médecines douces et nient l'efficacité de la plupart des thérapeutiques naturelles qu'ils qualifient de placebos*.

Cela n'empêche pas bon nombre de pharmaciens, de biologistes et de médecins sérieux, d'étudier l'aloès et de venir confirmer certaines de ses propriétés légendaires. Mieux ! Ils lui ont même découvert de nouvelles vertus, en particulier de remarquables propriétés nutritives.

En ce début du IIIe millénaire, plus de 1000 demandes de brevet concernant des molécules actives découvertes dans l'*Aloe vera* ont été déposées par des laboratoires pharmaceutiques à travers le monde, dont plusieurs dizaines sont en instance d'homologation. *(Dr Jean-Pierre Willem)*

FEUILLE D'*ALOE VERA*

Document aimablement communiqué par FLP France

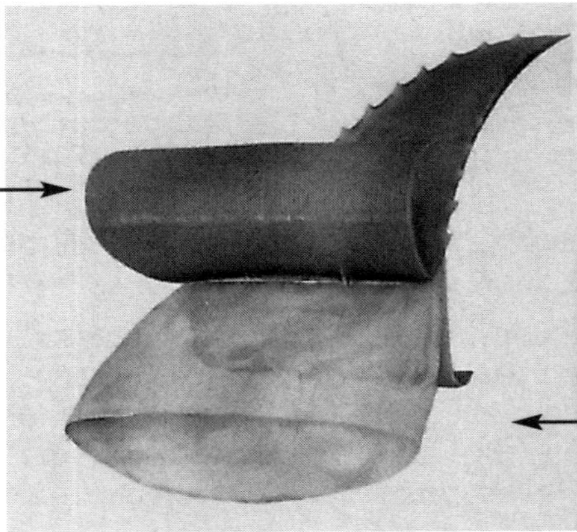

COUPE DE LA FEUILLE

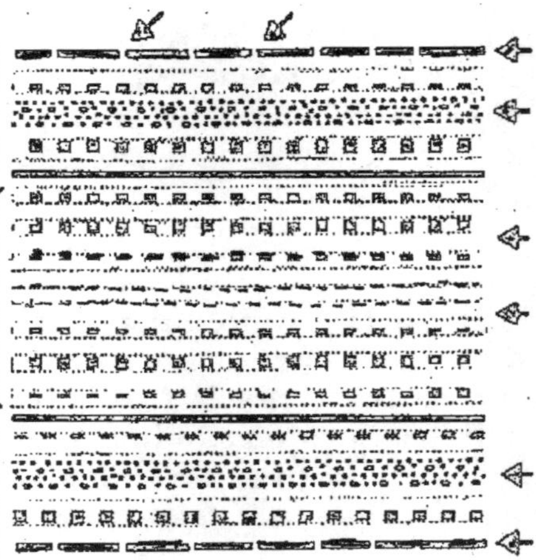

Demi-coupe transversale d'une feuille d'aloès

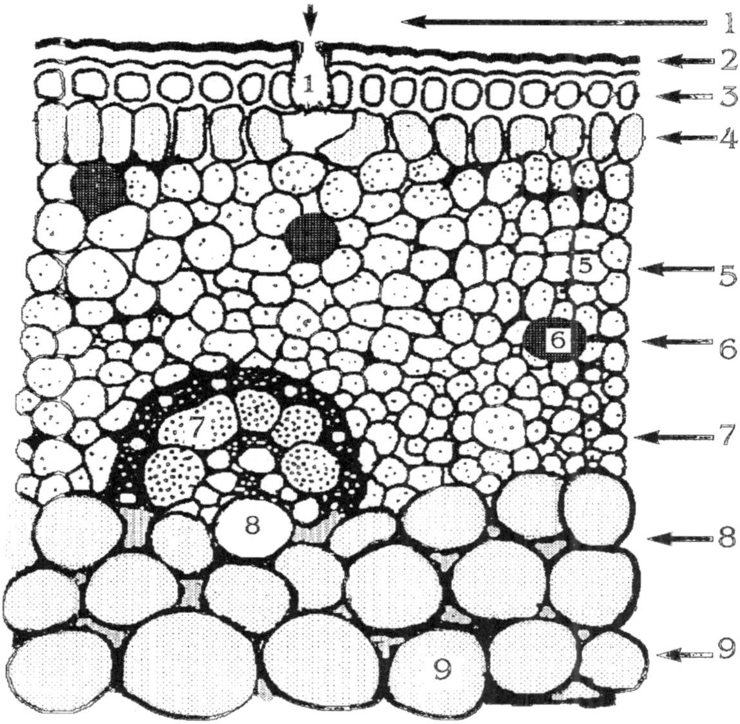

1 – Stomates*
2 – Cuticule*
3 – Epiderme
4 – Tissu de palissadique
5 – Parenchyme* extérieur
6 – Cristaux d'oxalate de calcium
7 – Cellules péricycliques contenant le sang jaune/rougeâtre (aloïne*)
8 – Liaison transversale des vaisseaux
9 – Parenchyme visqueux (pulpe) contenant le gel incolore actif.

Document communiqué par
Donesta Promotion
Nyon (Suisse)

COMPOSITION DE L'ALOÈS

Les "lignines" pénètrent facilement dans l'épiderme mais leurs fonctions exactes restent encore à préciser. Les "saponines", découvertes en 1951 par Wasicky et Hoehne, sont des hétérosides* (glucides) aux actions antiseptiques et saponifiques reconnues. Les "anthraquinones" sont renommées depuis longtemps pour leur action laxative et analgésique*. Au cours des dernières décennies, des chercheurs ont confirmé leurs qualités bactéricides et antibiotiques* dénuées de toute toxicité.

A) Lignine, saponines, anthraquinones

Aloïne : cathartique* et émétique*.

Barbaloïne (glycoside barbaloïque) : *antibiotique et cathartique.*

Isobarbaloïne : *analgésique et antibiotique.*

Anthranol et **Anthracène :** *fixent le dioxygène.*

Acide aloétique : *antibiotique.*

Emodine d'aloès : *bactéricide et laxative.*

Acide cinnamique : *détergent, germicide et fongicide.*

Ester d'acide cinnamique : *calmant.*

Huile éthériale ou éthérée : *analgésique et anesthésique.*

Acide chrysophanique : *fongicide (champignons cutanés).*

Aloe ulcine : *inhibition des secrétions gastriques par réaction avec l'histamine.*

Resestanole : *action anti-inflammatoire et bactéricide. Agirait comme un corticoïde naturel.*

B) Vitamines

Vitamine A (carotène ou rétinol) : *améliore la vision. Favorise la santé de la peau. Protège les cellules des radicaux libres*.*

Vitamine B1 (thiamine) : *nécessaire à la croissance des tissus et à la production d'énergie.*

Vitamine B2 (riboflavine) : *action commune avec la vitamine B6 pour la formation du sang.*

Vitamine B3 (niacine) : *aide à régulariser le métabolisme.*

Vitamine B6 (pyridoxine) voir vitamine B2.

Vitamine B9 (acide folique) : *antianémique, favorise la régénération des globules rouges.*

Vitamine B12 (cyanocobalamine)[14] : *indispensable au métabolisme. Facteur énergétique pour les fonctions nutritives du corps et favorise la formation des globules rouges.*

Vitamine C (acide ascorbique) *: en association avec la vitamine E combat l'infection, favorise la cicatrisation et maintient la santé de la peau.*

Vitamine E (tocophérol) voir vitamine *C : protège la membrane des cellules.*

Choline (vitamine du complexe B) : *vasodilatateur coronarien, elle favorise le métabolisme.*

Précisons que l'*Aloe vera* stabilisé à froid contient souvent des vitamines A, C et E ajoutées au cours du processus de stabilisation.

---

(14) Rappelons que la vitamine B12 existe rarement dans les plantes et que l'intestin de l'homme produit lui-même une bonne partie de la B12 qui lui est nécessaire. Il semblerait que l'*Aloe vera* ne contienne que des traces infimes de vitamine B12, et cela même reste controversé. Robert Dehin, très bien informé sur la question, qui publia en 1989 un article intitulé «*Aloe vera : plein de B12* » est revenu de lui-même sur certaines de ses affirmations. Pourtant le Dr Arnold Fox de Beverly Hills (Californie) confirma récemment dans le magazine *Total Health* la présence de B12 dans l'*Aloe vera*, témoignant d'une expérience faite sur plusieurs sujets végétaliens en parfaite santé, grâce au jus d'aloès qu'ils consommaient régulièrement.

C) Minéraux

L'*Aloe vera* contient plus de 20 sels minéraux, tous essentiels à l'organisme humain.

Calcium : *croissance osseuse en association avec le phosphore.*

Phosphore : *croissance osseuse en association avec le calcium.*

Potassium (sorbate de potassium) : *action régulatrice de l'équilibre hydroélectrolytique des liquides de l'organisme.*

Fer : *favorise l'hémoglobine et la fixation de l'oxygène.*

Sodium : *maintient l'équilibre acido-basique des liquides organiques et favorise le métabolisme de l'eau au sein des tissus et des cellules.*

Chlore : *antiseptique et désinfectant.*

Manganèse : *en association avec le magnésium, maintient le bon fonctionnement des muscles et du système nerveux.*

Magnésium : (voir manganèse).

Cuivre : *oligoélément indispensable au maintien de l'équilibre de l'organisme.*

Chrome : *favorise l'activité des enzymes des acides gras.*

Zinc : *stimule l'activité des protéines dans la cicatrisation.*

D) Mono – et polysaccharides (glucides)

Cellulose – Glucose – Galactose – Mannose – Aldonentose – Acide uronique – Lipase – Aliinase – L-rhamnose.

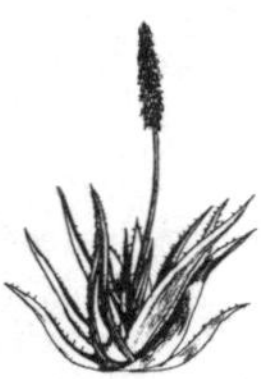

E) Aminoacides (acides aminés)

Les acides aminés sont des protéines qui fournissent de l'énergie, agissent comme catalyseurs (notamment dans l'hydrolyse), régularisent l'équilibre chimique, interviennent dans la régénération des tissus.

Le corps humain contient 22 acides aminés dont 8 sont dits "essentiels" car notre organisme ne peut les fabriquer. L'*Aloe vera* renferme 7 des 8 acides aminés essentiels et 11 des 14 acides aminés dits "secondaires" que notre organisme synthétise à partir des 8 acides aminés essentiels :

Aminoacides essentiels :

Isoleucine – Leucine – Lysine – Méthionine – Phénylalanine Théonine – Valine.

Aminoacides secondaires :

Acide aspartique – Acide glutamique – Alanine – Arginine – Cystine – Glycine – Hystidine – Hydroxiproline – Proline – Sérine – Tyrosine.

F) Aminoalcool

Choline : *aminoalcool lipotrope* et vasodilatateur coronarien, elle favorise le métabolisme.*

G) Enzymes*

Les enzymes oxydants de l'aloès réduisent les éléments basiques.

Amylase : *catalyse l'hydrolyse de l'amidon en dextrine puis en maltose. (Lar.)*

Bradykinase ou **bradykininase :** *analgésique, anti-inflammatoire, stimulant des défenses immunitaires.*

Catalase : *empêche toute accumulation d'eau oxygénée dans les tissus.*

Cellulase : *facilite la digestion de la cellulose.*

Créatine phosphokinase : *enzyme musculaire.*

Lipase : *facilite la digestion.*

Nucléotidase : *catalyse l'hydrolyse des nucléotides en nucléosides. (Lar.)*

Phosphatase acide : *marqueur du cancer de la prostate.*

Phosphatase alcaline : *régulateur des fonctions hépatiques.*

Protéolytiase ou **protéase :** *hydrolyse les protéines en leurs éléments constitutifs. (Lar.)*

L'aloès contient aussi de l'**acide salicylique**, de l'**acide chrysophanique**, des **huiles volatiles**, etc.

Au cours des dernières décennies, des chercheurs isolèrent de nombreuses autres molécules actives dans l'*Aloe vera*, telles l'**aloemannan**, l'**acemannan**[15] qui renforcent le système immunitaire.

D'autres substances : l'**aloetine**, l'**aloelucine**, l'**aloemicine,** ont été découvertes dans le gel de différents aloès par le Dr japonais Momoe Soeda. L'*aloetine* est un germicide remarquable qui neutralise la toxicité de nombreux germes. L'*aloelucine,* un magnésium lactate, résiste aux acides, aux alcalis et à la chaleur. Il active la régénérescence cellulaire et accélère la guérison des ulcères. L'*aloemicine* semble posséder une action anti-tumorale efficace dans le traitement de certaines cellules cancéreuses. Quant à l'*aloesine*, elle aurait une puissante action bactéricide.

Sans doute, l'avenir nous réserve-t-il encore bien d'autres surprises.

---

(15) ***Acemannan*** *:* macromolécule polymère immunostimulatrice puissante de chaîne moléculaire longue, soluble dans l'eau, qui augmente la production de microphages, facteurs de l'élimination des tumeurs. On a observé *in vitro* qu'Acemannan augmente la phagocytose macrophage et accélère l'activité des cellules T. Elle augmente, en plus, la production de cytokinine par les cellules T.

(Peter Green, in Veterinary Times, 1996).

DÉBATS ET DISCUSSIONS

DANS LE MONDE des savants et des "experts" de l'aloès, il existe des débats récurrents et de vives controverses :

Quelle plante possède le plus de vertus? L'*Aloe vera, *l'*Aloe arborescens *ou l'*Aloe ferox *?

Des chercheurs sérieux qui ont étudié les trois espèces et quelques autres, constatent que chacune d'elles a des propriétés actives légèrement différentes mais très proches de celles des autres. L'essentiel est de consommer des produits frais ou correctement stabilisés.

Doit-on consommer la pulpe (gel) extraite du parenchyme de l'aloès ou le jus filtré provenant du mixage de la feuille entière ?

Les avis des "experts" divergent. Les uns prétendent que c'est le jus extrait de la feuille entière qu'il faut boire, d'autres affirment que les vertus médicinales et les propriétés actives de l'aloès résident dans le parenchyme dont la teneur en aloïne reste modérée. Jadis, par contre, on privilégiait les propriétés vermifuges et laxatives de l'aloïne concentrée dans le derme et l'épiderme.

Feuille fraîche ou pulpe stabilisée ?

Le débat reste ouvert. Devant les innombrables études réalisées et les témoignages d'utilisateurs, j'estime que si l'on habite un pays chaud, près d'un champ d'aloès et si on en a le loisir, on doit se faire plaisir en effectuant soi-même les préparations à base d'aloès. Dans les autres cas, il existe aujourd'hui sur le marché des produits de grande qualité offrant au consommateur les avantages d'une stabilisation correcte, d'une hygiène parfaite et d'un emploi facile.

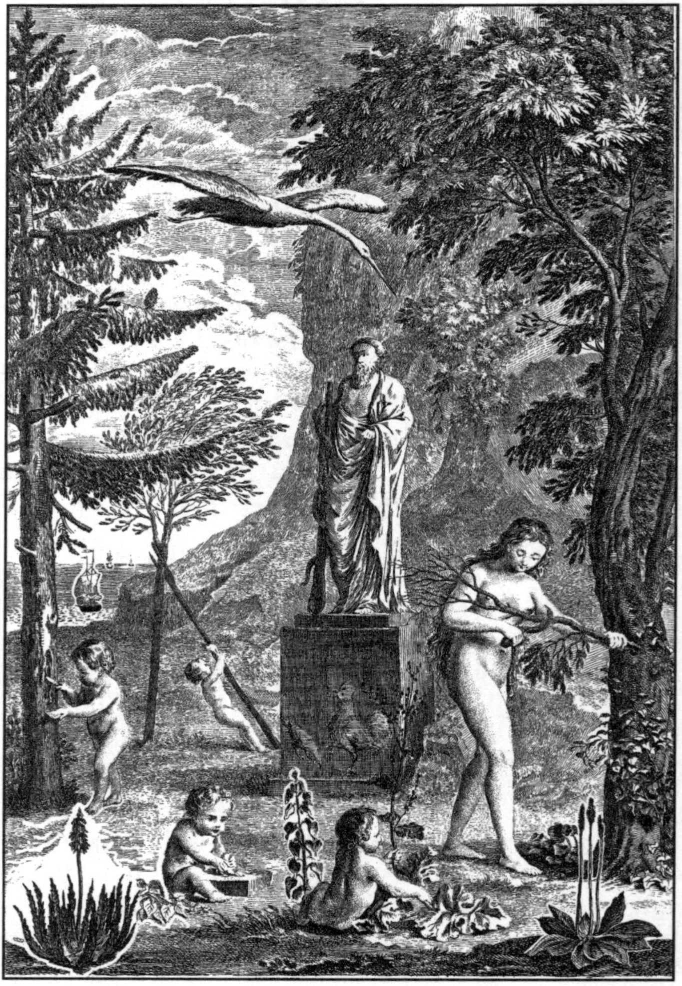

Frontispice du volume de
l'Encyclopédie de Diderot consacré à la Chirurgie.

L'Aloe vera, l'Ortie et le Plantain y figurent en bonne place.

Quelques aloès médicinaux

Aloe socotrina

Longtemps l'aloès de l'île de Socotra, à fleurs rouges, fut le plus réputé dans le monde. Vendue depuis les rives de la Méditerranée jusqu'en Chine par les marchands arabes, la poudre d'aloès fut, durant des siècles, très recherchée tant pour ses vertus thérapeutiques que magiques.

Aloe vera** (Linné) **barbadensis** (Miller) ou **vulgaris

Au XVIIe siècle, les Anglais exploitèrent sur une grande échelle l'aloès poussant sur l'île antillaise de La Barbade, toujours sous forme d'extrait en poudre, commercialisé pour ses vertus laxatives. Mais cette industrie périclita, concurrencée par l'aloès du Cap produit par les colons hollandais d'Afrique du Sud.

Il existe deux variétés d'*Aloe vera barbadensis* : la verte et la bleue. La variété dite verte possède des feuilles d'un joli vert lumineux orné de taches claires. Elle forme des rejetons dès la première année, ce qui retarde sa croissance. Pour utiliser cette variété à des fins médicales, il faudra attendre environ 3 ou 4 ans.

La couleur des feuilles de la variété dite bleue tire sur le vert bleu. L'*Aloe vera* bleu pousse plus rapidement, atteint sa maturité au bout de la troisième année et il donne alors ses premiers rejetons.

Les deux variétés possèdent à peu près les mêmes propriétés médicinales.

Aloe africana ou capensis (aloès du Cap)

L'aloès du Cap et son cousin l'aloès de Curaçao cultivé par les colons hollandais était, jusqu'à la fin du XIXe siècle, un des aloès les plus vendus dans le monde avant de se voir peu à peu supplanté par l'*Aloe vera*. Sa production traditionnelle était également commercialisée sous forme d'extrait en poudre ou de gel séché.

Aloe ferox

C'est avec l'*Aloe vera* et *l'Aloe saponaria* l'aloès le plus récolté en Extrême-Orient mais également en Afrique du Sud. Japonais, Chinois et Africains en sont très friands. Ils l'utilisent en médecine, en cosmétique, en cuisine. Ils le mangent, cuit ou cru, boivent sa pulpe filtrée et aromatisée, conscients de l'énergie et de la vitalité qu'il leur procure.

Aloe arborescens Miller

Cet aloès qui pousse à l'état sauvage dans les vastes régions semi-désertiques du sud de l'ancienne URSS et en Asie centrale, a été le plus étudié et utilisé par les chercheurs et pionniers russes. Ses propriétés médicinales actives ont été décrites par l'ophtalmologue Vladimir Filatov et le biologiste Israël Brekhman. Sa hampe florale d'un rouge pâle tirant sur le rose culmine à plus d'un mètre.

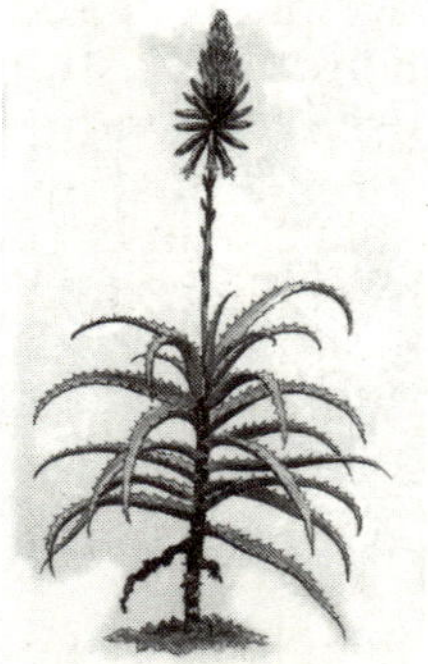

Aloe arborescens Miller
d'après Rolf Grantgau (DR)

Utilisation de l'aloès

La pulpe fraîche de l'aloès peut être utilisée en usage interne (jus) et en usage externe. L'*Aloe vera* cicatrise et désinfecte les blessures, facilite la digestion, active l'irrigation sanguine, la circulation lymphatique, les fonctions rénales, hépatiques et biliaires, atténue les douleurs arthritiques et rhumatismales. Il fait partie de la panoplie des premiers soins en cas de coups de soleil, de brûlures, d'irradiations ou de blessures diverses. L'aloès est un bon hémostatique et un excellent désinfectant.

Usage externe : Pour utiliser la plante fraîche en cas d'accident, il faut d'abord couper une feuille sans se piquer, l'ouvrir, en extraire le gel, ce qui prend du temps.

Même si l'on possède cette «plante-médecin» à domicile, il est prudent de garder à portée de main du gel d'*Aloe vera* stabilisé, pour pallier tout incident domestique.

Usage interne : L'aloès buvable est un bon régulateur du transit intestinal, un stimulateur des défenses immunitaires et un excellent complément alimentaire contenant de nombreuses vitamines et des oligoéléments.

Dans certains pays, la pulpe d'aloès est parfois administrée, sur prescription et sous contrôle médical, en injections sous-cutanées.

Affections du foie

L'*Aloe vera* buvable est un excellent remède contre les affections du foie. Il améliore les fonctions hépatiques et se révèle un remarquable antidote contre la sur-consommation d'alcool. Recommandé dans la prévention de la cirrhose du foie.

Allergies

Il est prouvé que la pulpe fraîche d'*Aloe vera* combat les

démangeaisons d'origine allergique, les piqûres d'insectes et leurs séquelles, tant chez l'homme que chez l'animal.

Arthrite, arthrose, rhumatisme, mal de dos

Les bains* d'aloès soulagent les douleurs d'origine arthritique ou rhumatismale. Certains thérapeutes recommandent de masser légèrement les régions douloureuses avec le gel stabilisé ou un onguent à base d'aloès, et de faire une cure prolongée de pulpe d'aloès buvable allongée ou non d'eau, de miel ou de jus de fruit.

De nombreux témoignages émanant de malades souffrant d'arthrose chronique affirment que l'*Aloe vera* en application locale les a soulagés. Des patients ont même pu retrouver le bon usage de leurs membres après une cure intensive de jus d'aloès, doublée d'applications locales externes.

Bronchite et asthme

Les difficultés respiratoires et la toux induites par ces deux affections, trouvent dans l'aloès un remède de choix. Que ce soit sous forme d'inhalations ou de vaporisations, l'*Aloe vera* aide à résorber l'excès de mucus encombrant les bronches. En usage interne, le jus d'aloès stabilisé soulage les asthmatiques et peut guérir les bronchites chroniques, sans provoquer d'effets secondaires. Associé à l'hypnose, ou à la respiration spécifique du yoga, l'aloès parvient à réduire les crises d'asthme d'origine allergique.

Brûlures

C'est probablement dans la réparation des brûlures de la peau que l'aloès donne les résultats les plus spectaculaires. Comme le montrent les études effectuées par le Dr Martin C. Robson et John P. Heggers au *Burn Center* – centre des grands brûlés de Chicago – «que ce soit lors de brûlures provoquées par le feu, le froid, l'eau bouillante, le soleil, une décharge électrique ou des radiations, l'aloès soulage la douleur, empêche l'infection, évite les complications». Ce sont d'ailleurs ses capacités régénératrices des tissus irradiés qui ont valu à l'*Aloe vera*, tant aux États-Unis qu'en ex-URSS, sa réputation de plante miracle.

Dermatoses

L'un des champs d'action privilégié de l'*Aloe vera* est la dermatologie. Il est réputé efficace contre la séborrhée, l'herpès, la rosacée, l'eczéma, les mycoses, les boutons de fièvre et parfois contre le psoriasis qu'il soulage.

Diabète

Cette grave affection chimique qui provoque une forte concentration du sucre et d'autres substances dans le sang, entraîne chez les personnes qui en sont atteintes de graves dérèglements. Les manifestations les plus fréquentes sont l'apparition de plaies et d'ulcères aux pieds ou aux jambes, dus à des problèmes circulatoires. Il est aujourd'hui avéré qu'un traitement interne (jus) et externe (applications locales) d'*Aloe vera*, associé à un bon régime alimentaire et d'hygiène de vie, régénère et rééquilibre l'organisme déficient.

Douleurs articulaires

Selon certaines études médicales, il semblerait que l'*Aloe vera* soulage les douleurs articulaires en freinant le dépôt du calcium dans les tissus.

Estomac et intestins

L'*Aloe vera* protège l'organisme contre les ulcères gastriques, élimine les difficultés digestives et favorise le transit intestinal. Une cure renouvelée de jus d'*Aloe vera* stabilisé (pulpe) est souveraine contre les colites.

Maladies des yeux

L'effet bénéfique de l'aloès dans l'hygiène et la prophylaxie des yeux est connu depuis la plus haute antiquité. Dans son ouvrage *De materia medica*, le célèbre médecin Dioscoride (Ier siècle après J.-C) vantait l'aloès pour soulager les affections oculaires.

Au XIXe siècle, le non moins célèbre chimiste François Raspail, (qui donna son nom aux rues, places et boulevards du même nom), louait dans son livre de vulgarisation *Le Manuel de la Santé,* les bienfaits du camphre et de l'aloès, préconisant pour les yeux des bains à base de jus d'aloès frais dissous dans de l'eau de source. (Ce qui lui valut d'ailleurs d'être poursuivi pour exercice illégal de la médecine)[16]. Au XXe siècle, l'ophtalmologue soviétique Filatov obtint des succès remarquables dans le traitement de graves affections oculaires avec des préparations à base d'aloès. En Angleterre, l'ophtalmologue Neville Baron parle du jus d'aloès comme de «gouttes miraculeuses» pour le traitement des yeux, et, s'émerveillant de l'incroyable pouvoir d'absorption des rayons ultraviolets du soleil (UVB) par quelques gouttes d'aloès distillées dans les yeux fragiles, il compare l'aloès à une «paire de lunettes liquides».

Dans le très sérieux *New England Journal of Medicine*, le Dr Jerry Lawrence affirme : «Le gel translucide contenu dans les feuilles fraîchement coupées d'*Aloe vera* est stérile et calmant. Quelques instillations de ce gel dans l'œil soulagent rapidement les symptômes morbides et amènent leur guérison.»

Tuberculose

Devant la recrudescence de cas déclarés de cette maladie que l'on espérait éradiquée à jamais, il n'est pas inutile de rappeler que l'aloès fait partie depuis toujours de la pharmacopée traditionnelle du traitement de cette affection. Des médecins russes ont lutté efficacement contre elle grâce à des cures de jus frais et à l'inhalation par le malade de la vapeur de feuilles bouillies d'aloès.

---

(16) Dans ses conférences, Raspail disait : *"Au-dessus du diaphragme le camphre reste le meilleur remède ; en-dessous, c'est l'aloès. Mais pour le visage rien ne vaut l'huile d'olive et l'aloès".*

Cancer et sida

Depuis la publication de nos premiers articles sur les vertus de l'aloès et la première édition du présent ouvrage, nous avons reçu de nouvelles informations.

Ainsi, la revue *Terre Sainte*, publiée en quatre langues à Jérusalem par les pères franciscains, rapportait dans son numéro de mai/juin 1994 les étonnantes guérisons du cancer obtenues depuis 7 ans par le père Romain Zago de Bethléem. *(Voir P 83 : Le Miracle du miel et de l'aloès).*

Mme Grazyna Gerlicz-Silly, correspondante à Paris d'un journal de Varsovie, nous a communiqué des documents montrant comment le père Czeslaw Andrzej Klimuszko était devenu célèbre dans toute la Pologne par sa réputation de soigner le cancer et certaines maladies incurables avec un vin de miel et d'aloès.

Du côté scientifique, plusieurs équipes de chercheurs au service de grands laboratoires ont découvert aux États-Unis et au Canada, que l'aloès possédait plusieurs agents actifs capables de renforcer les défenses immunitaires de l'organisme.

Nous n'en dirons pas davantage pour ne pas susciter des espoirs que l'avenir pourrait ne pas confirmer dans les faits.

Ces recherches demeurent expérimentales. Mais il est certain, qu'une cure prolongée de 3 cl de jus d'*Aloe vera* stabilisé, un quart d'heure avant chaque repas, est un excellent stimulant pour l'organisme et un reconstituant de tout premier ordre.

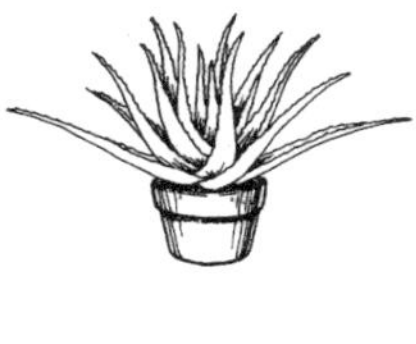

Ce qu'ils ont dit de l'aloès :

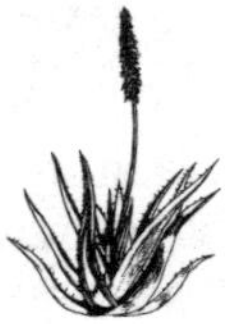

Christophe Colomb (1450-1506)

Quatre végétaux sont indispensables à la vie de l'homme : le blé, la vigne, l'olivier et l'aloès. Le premier te nourrit, le second te réjouit le cœur, le troisième t'harmonise et le quatrième te guérit.

(Rapporté par Salvador de Madariaga).

Paracelse (1493-1541)

La plante appelée Aloe est une véritable pharmacie capable à elle seule de guérir de nombreuses maladies.

François-Vincent Raspail (1794-1878)

Depuis 20 ans bientôt que j'administre l'aloès, j'ai constaté qu'il est une foule de maladies singulièrement caractérisées par la médecine antique, qui se sont dissipées, presque sous mes yeux, par la seule administration de l'aloès en grumeaux ou en poudre. Les bons résultats que j'en ai toujours obtenus m'engagent donc à répéter encore ici l'adage de Bacon :

Veux-tu vivre autant que Noë ?
Prends des pilules d'aloë.

Mahatma Gandhi (1869-1948)

Vous me demandez quel est le secret des forces qui me soutenaient au cours de mes longs jeûnes, eh bien ce fut ma foi inébranlable en Dieu, ma vie simple et frugale, et l'aloès dont je découvris les bienfaits dès mon arrivée en Afrique du Sud, dans les dernières années du siècle.

(Lettre à Romain Rolland).

MÉDECINE SPORTIVE

L'*ALOE VERA* a fait ses preuves, démontrant qu'il est un des produits les plus efficaces en médecine sportive. Souverain contre les ampoules, les irritations de la plante des pieds et des orteils, les odeurs dues à la transpiration, il est également indispensable dans les premiers soins après entorses, foulures, tendinites, déboîtements, lumbagos, luxations. La première vertu de l'*Aloe vera* est de soulager immédiatement la souffrance grâce à ses vertus calmantes et analgésiques. Comme nous l'avons déjà dit plus haut, des recherches menées discrètement révèlent aussi le fantastique pouvoir reconstituant et énergétique du jus d'aloès, permettant aux sportifs de haut niveau de développer leurs performances sans tomber sous le coup des contrôles antidopage.

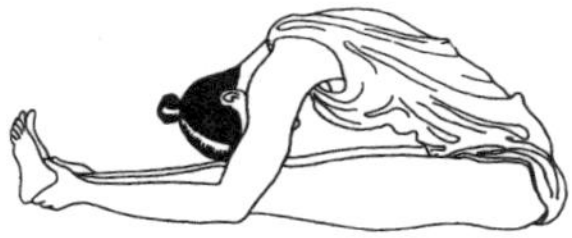

Quelques exemples puisés dans des revues médicales :

Le docteur Jonathan B. Irving de Chicago (Michigan) a traité plusieurs centaines de patients avec l'*Aloe vera* stabilisé pour des affections aussi variées que : coups de soleil, écorchures, contusions, entorses, tendinites, hygroma* et spasmes musculaires. Il a comparé les résultats obtenus à partir de traitements à base d'*Aloe vera* avec ceux d'autres produits pharmaceutiques courants. Les critères de comparaison retenus étaient : réduction de la douleur, réduction de l'enflure, amélioration de la mobilité, action anti-inflammatoire et temps écoulé avant la guérison totale. Dans tous les cas il eut des résultats aussi bons ou meilleurs avec l'*Aloe vera* qu'avec d'autres produits renommés. Dans aucun cas il n'a observé de réaction toxique ou de contre-indication.

En 1992, le Dr David E. Cormak publia dans un bulletin médical californien, un rapport concernant le traitement avec l'*Aloe vera* stabilisé dans 200 cas d'écorchures, 75 cas de contusions, 80 cas d'hygromas, 65 cas de tendinites, 120 cas de foulures et 250 cas d'arthrites. Dans tous les cas, pour tous les critères cités ci-dessus, il obtint des résultats aussi bons ou supérieurs avec l'*Aloe vera* qu'avec d'autres produits pharmaceutiques allopathiques.

Le Dr R.E. Speegle de Dallas (Texas) a pratiqué des soins avec l'*Aloe vera* stabilisé dans des centaines de cas de contusions, écorchures, lacérations, entorses, foulures, hématomes, tendinites, hygromas, arthrites, myosites*, et infections secondaires.

Il a jugé les résultats supérieurs à ceux obtenus avec des produits de traitements médicaux allopathiques courants. Dans 20 cas seulement de spasmes musculaires, il eut des résultats classifiés comme «bons» et pas «supérieurs».

Un chirurgien de Floride, le Dr Pedro Villa, spécialisé dans les traumatismes sportifs, a testé l'*Aloe vera* stabilisé dans 80 cas de brûlures dues à une insolation grave, 50 cas de contusions diverses et de tissus déchirés sur des rochers suite à des baignades, 30 cas d'hématomes consécutifs à des chutes, 20 cas de tendinites, autant d'hygromas, 40 cas de myosites. Il a constaté d'excellents résultats tant dans la réduction de la douleur musculaire et articulaire, que dans la résorption des plaies ou la guérison des brûlures.

Après tous ces résultats figurant dans des rapports rédigés par des médecins, (il en existe des centaines), il n'est pas surprenant que l'utilisation de l'*Aloe vera* par les entraîneurs et les soigneurs soit devenue une pratique courante dans les milieux sportifs de haut niveau, aux États-Unis et ailleurs.

Mais l'acceptation de l'aloès par les responsables sportifs n'a pas été immédiate. Il y eut beaucoup de résistance, car les entraîneurs et les médecins attachés aux athlètes de haut niveau, sont bombardés d'offres de «produits miracles» le plus souvent sans intérêt.

Je voudrais vous raconter une expérience vécue par un ami distributeur d'aloès qui vantait ses produits à un entraîneur d'une équipe de rugby du Sud-Ouest.

Ayant poliment écouté les explications du vendeur, son interlocuteur lui dit : «Vous prétendez que votre produit à base d'aloès soulage immédiatement la douleur ?

– Oui, c'est en tout cas ce qu'affirme le fabricant.

– Eh bien nous allons voir ça !»

Retroussant sa manche, l'entraîneur lui montra son bras enveloppé d'un pansement qu'il défit d'une seule main. L'articulation du coude n'était pas belle à voir ! Un gros hématome violet ornait le membre enflé et douloureux. La blessure datait de plusieurs jours. L'entraîneur proposa un test immédiat.

Il déposa sa montre sur la table, et le vendeur, pas trop sûr de lui, étala sur l'œdème une crème contenant 70 % d'*Aloe vera* stabilisé. Voyant la maladresse de son interlocuteur, le blessé prit lui-même les choses en main, et, tout en poursuivant la discussion, il massa son bras avec la crème. Très vite, il se rendit compte que sa douleur s'atténuait, malgré le frottement vigoureux. En moins de trois minutes, il n'avait plus mal ! Surpris de cet effet quasi instantané – il souffrait depuis plusieurs jours –, l'entraîneur demanda à son soigneur d'essayer le produit sur un de ses athlètes dont le médecin de service venait de diagnostiquer une foulure. Il demanda au praticien s'il voulait bien essayer cette crème avant d'administrer un calmant au blessé. Le médecin ne croyait pas à tous ces trucs, mais, avec l'accord du blessé, accepta l'expérience. Un quart d'heure après l'application de la crème à base d'aloès, l'athlète n'avait plus mal. L'entraîneur demanda au médecin d'utiliser désormais ces produits pour soigner ses athlètes. Le praticien refusa, prétextant que le produit n'était pas encore homologué ! Depuis quelques mois, il existe une saine émulation entre le médecin de l'équipe sportive et l'aide-soigneur qui a adopté l'*Aloe vera* comme «complice des premiers soins».

L'expérience d'un entraîneur

Un entraîneur de grande renommée, Larry Gardner *(équipes de football américain "Dallas Cowboys" et "Miami Dolphins")* devenu directeur du centre de réadaptation au *North Texas Sports Medical Center* utilise depuis plusieurs années des produits à base d'aloès stabilisé pour soigner les blessures des athlètes. Voici son témoignage :

«Nous utilisons la lotion d'*Aloe vera* pour soigner nos patients opérés du genou. Nous la prescrivons également après l'opération, comme soin à domicile. L'aloès hydrate la peau et aide à la cicatrisation. Nous l'utilisons aussi en synergie avec les ultrasons, et comme crème de massage. Je ne prétends pas que l'aloès est une panacée pour tous les maux. Mais il est un des produits, parmi d'autres, que nous utilisons régulièrement pour aider nos sportifs à guérir plus rapidement.»

Larry Gardner et Frank Medina (autre entraîneur célèbre), ont comparé des résultats obtenus avec le gel d'*Aloe vera* stabilisé avec d'autres modalités courantes dans le traitement de 12 cas de tendinites et 20 cas de spasmes musculaires, et les ont trouvés égaux ou supérieurs aux autres.

F. Medina a utilisé les produits d'*Aloe vera* stabilisé *(Aloe activator),* pendant quatre ans pour traiter des milliers de cas divers : brûlures de gazon (artificiel), contusions, abrasions, fractures, entorses, foulures, tendinites, et infections secondaires. Dans presque tous les cas, il a eu des résultats très positifs. Pour traiter les brûlures de gazon, il a obtenu des résultats supérieurs tant dans la prévention que dans la résorption des ampoules grâce à l'action anti-inflammatoire et antiseptique de l'aloès. Dans le traitement des tendinites, entorses et infections secondaires, il a eu des résultats aussi bons qu'avec d'autres produits courants.

Avec l'invention du gazon artificiel, la fréquence de brûlures et infections de la peau a beaucoup augmenté chez les sportifs. Pour éviter les infections par les staphylocoques, il faut les traiter rapidement. Ces brûlures varient en taille de 2 à 15 centimètres. Avant d'utiliser une crème d'*Aloe vera* il fallait deux à quatre semaines et même plus pour les guérir complètement, mais avec cette crème elles guérissent en moins de 8 jours.

Stimulateur biogène

L'entraîneur soviétique Gregory Grigorenko fut un adepte de l'aloès de la première heure. Utilisant pour ses sportifs les stimulateurs biogènes de Filatov à base d'*Aloe arborescens* il affirmait :

«L'aloès sous la forme bio-stimulée injectable donne des résultats fantastiques et rapides dans le traitement des contusions, entorses et foulures des muscles et des tendons. Ces produits sont aussi actifs pour le traitement des brûlures et des infections diverses dues aux ongles incarnés ou aux mycoses.

«J'utilise du gel pur d'aloès dans les bains chauds et froids. Je l'applique immédiatement sur des contusions, entorses et foulures, et j'ai trouvé que le gel atténue rapidement les enflures. Le gel provenant de feuilles d'aloès conservées durant dix jours au frais et à l'abri de la lumière, est une solution ultra pénétrante qui achemine les substances actives de l'aloès dans les régions affectées.»

Odeurs désagréables

Tous les gens actifs, notamment les sportifs et leurs entraîneurs, connaissent les remugles qui règnent dans les salles de sport et l'odeur forte qu'exhalent les corps en sueur après l'effort. Or il est avéré que l'*Aloe vera* représente un déodorant naturel particulièrement efficace.

Comment utiliser l'*Aloe vera* ?

Le premier geste, lorsque une personne s'est blessée, est de bien désinfecter la plaie avant de déposer délicatement sur la partie lésée une gaze imbibée de gel d'*Aloe vera* frais ou correctement stabilisé. Même démarche en cas de foulure. Cela atténue la douleur. S'il s'agit d'une fracture, il faut évidemment la réduire avant de recouvrir la surface traumatisée avec du gel d'aloès.

Ne jamais enduire de gel d'aloès une plaie profonde non désinfectée afin d'éviter la formation d'un abcès.

Dans tous les cas, une cure de jus d'*Aloe vera* sera le meilleur des reconstituants.

Renseignements sur l'aloès :

Fax : (33) 01 45 74 00 64

Couriel (E-mail) : schwmarc@club-internet.fr

schweizermarc@wanadoo.fr

Sites internet :

http://www.aloeinfo.info

http://perso.club-internet.fr/schwmarc/

Hygiène et Cosmétiques

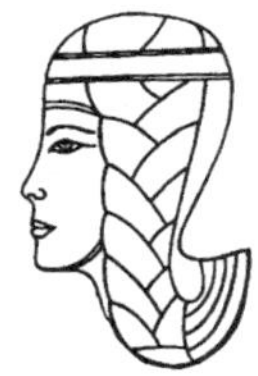

AUJOURD'HUI, l'industrie des cosmétiques* est devenue la seconde en chiffre d'affaires dans le monde, juste après l'industrie agroalimentaire. Elle comporte une gamme considérable de produits les plus divers : lotions et crèmes en tout genre, shampoings, teintures, dentifrices, déodorants, savons, crèmes à raser, sprays, gels de bain, collyres, poudres, rouges à lèvres, masques de beauté, que sais-je encore ?

En quelques décennies, l'aloès déjà réputé pour ses propriétés médicinales, est devenu la plante de référence dans le domaine des cosmétiques. Riche en vitamines et en minéraux, l'*Aloe vera*, réputé astringent, humidifiant, pénétrant, rend la peau souple, gomme les rides, sévit contre les rougeurs, l'acné, les irritations. Il protège la peau contre la pollution de l'air des villes et les brûlures du soleil. Ses enzymes protéolytiques contribuent à éliminer les cellules mortes de la peau et stimulent la division cellulaire facilitant la régénération des dermes paresseux ou fatigués.

Ce secteur d'activité est devenu un nouvel Eldorado pour les laboratoires du monde entier, ce qui fait que l'on retrouve sur le marché le meilleur et le pire. Surtout le pire. Les Américains ne s'y sont pas trompés et appellent cela *«The great american cover-up»*, le grand camouflage. Plutôt que de les corriger, tous ces produits soi-disant miraculeux, camouflent les problèmes de la peau et des cheveux. Avant d'infliger à votre corps n'importe quel traitement neutre ou même négatif, il est donc nécessaire de vous renseigner. L'*Aloe vera* n'échappe pas à ce grand bluff ! Tous les produits à base d'*Aloe vera* ne sont pas de qualité. Avant de commencer un traitement, dites-vous bien que la beauté et la santé de vos cheveux ne seront pas régénérées en une nuit par un produit miracle, mais nécessitent des soins à long terme, avec des produits de qualité et des méthodes éprouvées.

Recherchez d'abord une gamme de produits fabriqués selon des standards pharmaceutiques, beaucoup plus rigides que ceux imposés aux produits cosmétiques.Voici quelques brèves indications, à vous de trouver sur le marché les produits de qualité qui vous conviendront le mieux :

Soins de la bouche

Les propriétés de l'aloès sont souveraines dans l'hygiène de la bouche. Pour maintenir dents et gencives saines, se protéger du tartre et des caries, rien ne vaut des bains de bouche quotidiens à l'aloès et l'usage en alternance de dentifrice à base d'*Aloe vera* et de fluor.

Soins capillaires et du cuir chevelu

La séborrhée sèche, l'eczéma, le psoriasis et l'alopécie* sont les pathologies qui affectent le plus souvent le cuir chevelu et les cheveux. L'*Aloe vera* est un excellent allié dans le traitement de ces affections. Conjugué à l'huile de jojoba, il lutte efficacement contre ces quatre problèmes. Massage : l'action astringente de l'aloès resserre non seulement les pores trop ouverts du cuir chevelu mais fortifie par sa pénétration sous-cutanée la racine même du cheveu. Les shampoings à base d'aloès sont recommandés pour revitaliser les cheveux ternes ou trop secs. Comme traitement de fond, il est conseillé de faire une cure de jus d'*Aloe vera*.

Soins de la peau

En favorisant l'hydratation de la peau et le renouvellement de ses cellules l'*Aloe vera* la rend douce et lisse. Elle gomme les taches de vieillesse et soigne efficacement les mains agressées par les huiles lourdes et les détergents. Véritable bénédiction pour les peaux fragiles, l'aloès a également une action efficace sur les effets désagréables de la transpiration.

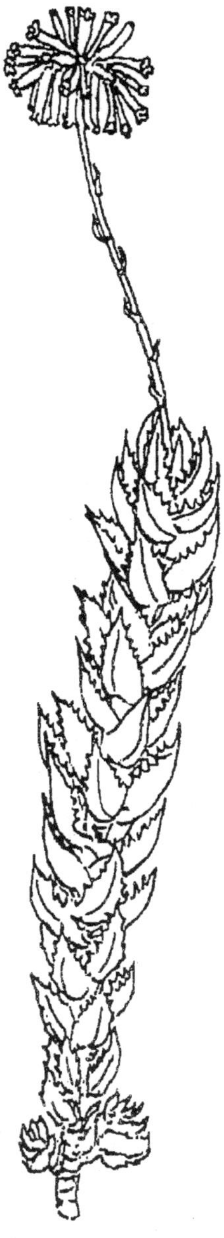

Aloe mitraeformis

RECETTES DOMESTIQUES

Affections de la peau, eczéma, mycose

Frictionnez plusieurs fois par jour les parties sensibles avec une crème à base d'*Aloe vera* stabilisé.

Ampoules

Prévention : appliquez une crème d'*Aloe vera* ou de gel pur d'aloès frais.
Ampoule éclatée : Nettoyez et désinfectez soigneusement l'ampoule avant de l'enduire de gel d'*Aloe vera*. Laissez-la respirer quelques instants à l'air libre avant de la recouvrir d'une gaze.
Ampoule formée : Percez-la avec une aiguille stérile (chauffée à une flamme ou désinfectée à l'alcool) et remplissez-la de gel d'aloès. Recouvrez avec une gaze.

Angoisse, tension nerveuse, stress

La pulpe fraîche d'*Aloe vera* mixée ou correctement stabilisée est une excellente boisson de santé et représente le parfait complément alimentaire des gens angoissés, nerveux ou stressés. La prise d'un verre à liqueur d'*Aloe vera* pur avant chaque repas, ou mélangé à du miel liquide ou à un jus de fruit, vous rendra le calme et l'énergie nécessaires pour apaiser les tensions que nous impose la vie moderne.

Coupure, blessure, brûlure, éraflure

Lavez la plaie avec de l'eau et du savon liquide à l'aloès avant de l'enduire de gel d'*Aloe vera*. Laissez la blessure respirer quelques instants à l'air.

Entorse, foulure, lumbago, luxation, tendinite

Placez d'abord un pochon de glace sur l'endroit douloureux. Puis enduisez la partie enflée de gel d'aloès.

Un truc utilisé par les sportifs consiste à congeler de la pulpe d'aloès dans un petit gobelet de papier et d'en frotter délicatement la partie lésée avec le glaçon ainsi formé, en rabattant au fur et à mesure de son application la paroi souple du gobelet.

Gerçures

Enduire délicatement la gerçure trois fois par jour avec une crème ou un stick à lèvres à l'*Aloe vera*.

Obésité, boulimie, anorexie

Une cure prolongée d'*Aloe vera* buvable (trois prises par jour avant les repas) régularise le transit intestinal et les fonctions digestives. Des témoignages concordants rapportent l'expérience de personnes obèses et boulimiques ayant réussi à perdre du poids grâce à des cures d'aloès. L'aloès agirait comme un coupe-faim naturel. L'anorexie a souvent été stoppée de la même manière, sans que l'on sache encore très bien comment l'aloès agit.

Parasites, poux

Un lecteur belge, M. Philippe Jacques, me signale l'incroyable succès obtenu par le traitement à l'*Aloe vera* de toute une classe d'enfants infestés de poux. Là où les traitements médicaux traditionnels avaient échoué s'ils étaient trop doux ou agressaient le cuir chevelu et les cheveux quand ils étaient drastiques, des frictions au gel d'*Aloe Vera* répétées pendant trois jours parvenaient à éradiquer les parasites sans provoquer d'effets secondaires. Pour obtenir ce résultat, laissez l'aloès faire son effet durant une heure puis passez les cheveux au peigne fin : les poux restent agglutinés à la pulpe.

Pellicules et chute des cheveux

Frictionnez régulièrement votre cuir chevelu avec de la pulpe d'aloès et entretenez vos cheveux avec du shampoing et un après-shampoing à base d'aloès. Mélangez de la pulpe d'aloès fraîche ou stabilisée avec du vin blanc sucré, et massez votre cuir chevelu avec ce mélange, chaque soir avant de vous coucher.

Soins de la bouche

Pour soigner les saignements des gencives ou des muqueuses de la bouche : frottez délicatement vos gencives avec une brosse douce imprégnée de dentifrice à l'*Aloe vera* ou de gelée d'aloès et de miel.

Soins des yeux

Pour soulager vos yeux fatigués ou douloureux, rien ne vaut quelques gouttes de collyre à l'aloès. Des médecins américains affirment que l'*Aloe vera activator* soulage la conjonctivite et ralentit le développement de la cataracte. Mais prudence, n'utilisez pas n'importe quel produit sans contrôle médical !

Médecine vétérinaire

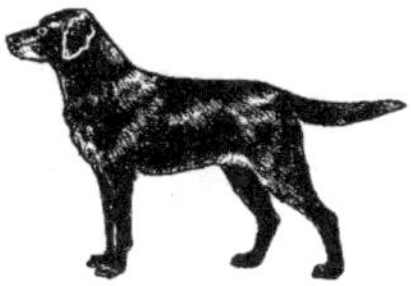

Le Dr Richard Holland, de la faculté de médecine vétérinaire de l'université du Minnesota, affirme : *«L'*Aloe vera *constitue un des traitements aux propriétés les plus universelles qu'il m'ait été donné de rencontrer».*

De nos jours, la dégradation rapide de l'environnement incite de nombreux éleveurs à envisager l'abandon de l'élevage intensif en batterie, terriblement polluant et nécessitant des médecines de choc, pour revenir à des méthodes d'élevage plus traditionnelles. L'élevage écobiologique privilégiant la qualité des produits de préférence à leur rendement, la reconversion s'avère parfois délicate, mais les résultats sont là. Aux États-Unis, au Canada et aujourd'hui en Europe, des agriculteurs expérimentent des techniques d'élevage biologique en faisant appel à l'*Aloe vera* pour combattre certaines maladies animales. D'ores et déjà les résultats obtenus semblent surprenants et vont parfois au-delà des espérances initiales. *(Lire : Aloès, hygiène et santé des animaux, même auteur).*

L'usage de l'aloès dans le traitement des affections animales est bien connu depuis l'antiquité. Au XVIIe siècle, son utilisation dans les élevages de chevaux était très répandue en Amérique sous le nom d'aloès caballin. Fabriqué par les Anglais dans leur colonie de la Jamaïque, il était exporté dans le monde entier. Son action bactéricide est devenue évidente depuis les années 1940, à la suite des résultats convaincants obtenus lors de tests sur les animaux qui ont également démontré l'absence de toxicité de la plante.

Toutes les études vétérinaires démontrent que le succès du traitement à base d'aloès, souvent accusé en médecine d'avoir un simple effet psychosomatique, est dû à ses remarquables vertus curatives et non à un simple effet placebo.

Les innombrables réussites en médecine vétérinaire démentent donc clairement cet argument contre l'*Aloe vera* colporté par des gens mal informés, car il est évident que les animaux ne connaissent pas l'effet placebo, comportement spécifique à l'être humain.

Depuis longtemps, les chercheurs ont constaté que nombre de remèdes qui guérissent l'homme agissent aussi sur l'animal et vice versa. Dans le traitement sur l'animal, l'aloès a les mêmes vertus curatives que sur l'homme. Il est bactéricide, virulicide, fongicide, anti-inflammatoire; il a un pouvoir remarquable de pénétration et de nutrition de la peau. Grâce aux enzymes et aux acides aminés qui entrent dans sa composition, il aide à la régénération des tissus affectés ou meurtris.

L'utilisation de l'*Aloe vera* stabilisé par les vétérinaires américains a pris depuis 1970 un essor considérable.

Voici quelques cas typiques de réussites relevés par le Dr Richard Holland, fervent adepte de l'*Aloe vera*, dans son livre *Creatures in our Care,* écrit en collaboration avec Bill Coats.

«En 1975, le docteur Robert Northway de Van Nuys, (Californie) publia un rapport sur le traitement avec l'*Aloe vera* stabilisé de 42 chiens, 25 chats et 4 chevaux, pour des affections telles que : teigne, otite, atopie* et infections fongiques. Sur 67 des 71 cas traités il eut des résultats aussi bons ou supérieurs à ceux réalisés avec les traitements classiques. Les résultats furent également excellents dans les soins administrés aux chevaux de course pour des problèmes tels que la tendinite et les inflammations articulaires.»

M. et Mme R.M. de Dallas (Texas) révèlent un cas concernant leur cheval. Il avait une inflammation du genou qu'ils avaient traitée pendant plusieurs jours sans succès, avec des remèdes conventionnels.

Un ami leur parla de l'*Aloe vera*. Le jour même ils ont recouvert le genou blessé d'une couche de gel d'*Aloe vera* stabilisé. En deux heures l'inflammation fut réduite de 50 %. En quatre heures elle eut presque disparu et le cheval recouvra l'usage complet de sa jambe sous 48 heures.

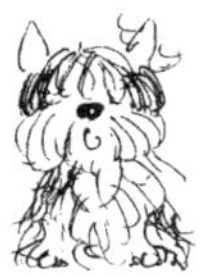

Témoignage de Mme C. de Paris

*«Mon petit yorkshire est allergique à certaines herbes qui, dès qu'il se promène à la campagne, lui valent des plaies sur le ventre qu'il gratte constamment, arrachant ses poils par touffes, allant jusqu'à mettre sa chair à vif. Un jour, un ami m'a parlé de l'*Aloe vera. *J'ai appliqué le gel sur sa peau irritée. Très vite ses démangeaisons s'atténuèrent. J'ai continué mes soins avec le gel d'*Aloe vera *stabilisé et, en quatre jours, les plaies avaient disparu. Selon les conseils de mon ami, j'ai poursuivi mon traitement avec une crème d'aloès et, en trois semaines les poils de mon petit york ont commencé à repousser.»*

Les animaux d'élevage

Depuis quelques années, l'utilisation d'*Aloe vera* dans le traitement des affections des vaches laitières, telles que la mastite (ou mammite) est devenue une pratique banale. En effet, cet état inflammatoire de la mamelle occasionné par l'allaitement ou le traumatisme infligé par les machines à traire mal réglées, entraîne une forte diminution de la production laitière. Cette affection due à des agents pathogènes tels que bactéries, levures, champignons (mycoses), obligeait jusqu'ici les éleveurs à recourir aux antibiotiques. Or, depuis 1979, les laiteries françaises peuvent refuser un lait contenant des traces d'antibiotiques, obligeant l'éleveur à respecter un délai d'attente de livraison très préjudiciable. Le traitement des mammites à l'*Aloe vera* en usage interne et externe, présente en effet des succès remarquables.

Les fermiers de Californie utilisent de plus en plus souvent l'*Aloe vera* pour soigner les jeunes veaux. Comme la plupart des veaux sont séparés de leur mère quelques jours après leur naissance, ils restent fragiles et attrapent facilement des maladies. En versant quelques grammes d'*Aloe vera* stabilisé dans leur biberon, les fermiers ont amélioré la santé de leur cheptel et diminué les pertes.

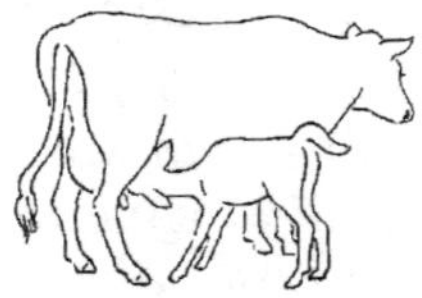

Un autre phénomène remarquable a été constaté : en ajoutant du jus d'aloès dans l'eau des abreuvoirs, la quantité de lait produite augmente sensiblement. Et, lorsqu'on met deux abreuvoirs à la disposition des vaches, l'un avec de l'aloès mélangé à l'eau et l'autre sans, les vaches vont presque toujours spontanément boire dans celui contenant de l'aloès.

M. Harriman, un fermier du Dakota, étudia durant un an la production de lait de son troupeau de 50 vaches. Il a constaté chez les bêtes ayant à leur disposition une eau enrichie à l'*Aloe vera*, une augmentation moyenne sur l'année de 2 000 litres par mois (40 litres par vache).

Le Dr Richard Holland, raconte encore dans son livre, comment il en est arrivé à la conviction que l'*Aloe vera* était un produit indispensable à la médecine vétérinaire :

«Après avoir étudié les nombreux rapports des succès obtenus dans le traitement de diverses affections humaines par l'*Aloe vera* j'ai décidé de l'essayer sur les animaux.

«À l'école vétérinaire, mes professeurs parlaient de l'aloès utilisé par les empiriques comme d'un médicament folklorique, aux anecdotes amusantes, mais tout à fait inefficace, si ce n'est pour soulager les brûlures légères ou les affections superficielles de la peau. On disait aussi que les fermiers de l'Ouest l'utilisaient pour soigner les chevaux et les vaches, mais il existait très peu de documentation sur ces sujets. Ce qui était certain, c'est que hors des régions chaudes et désertiques où l'aloès pousse à l'état naturel, son usage était peu répandu, car le gel extrait de sa feuille s'oxyde et se corrompt très vite. À la fin de mes études, c'était à peu près tout ce que je savais de l'aloès.» [...]

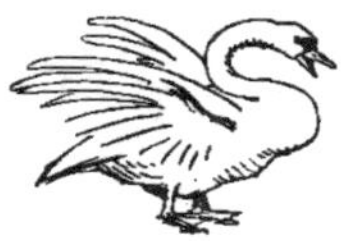

«Plus tard, quand, dans l'exercice de ma profession je me suis intéressé à la médecine holistique, j'ai souvent rencontré des références à l'*Aloe vera*. Je décidai alors de l'étudier plus à fond.

«Mais, au cours de mes premières recherches, j'ai commis l'erreur classique des néophytes. Au lieu de requérir l'avis d'un connaisseur du produit, je l'ai commandé par la poste, en pensant naïvement, comme beaucoup, que l'*Aloe vera* étant une plante naturelle, il n'y avait pas à me tracasser pour la qualité du jus qui en était extrait, qu'un produit en valait un autre.

«J'ai donc testé le produit dans plusieurs cas, sans grand succès. Puis, j'ai essayé d'autres marques, avec des résultats toujours aussi décevants. Mais un jour j'ai rencontré une femme qui vendait des produits d'*Aloe vera* d'une certaine marque, dont elle m'affirma qu'ils avaient été testés pour leurs qualités de stérilité, de stabilité et de non-toxicité, et elle me persuada de les essayer.

«Après une seule semaine d'utilisation dans des soins divers, allant des allergies de la peau aux eczémas, en passant par des mycoses, j'avais déjà obtenu des résultats très positifs. Je remarquai que la cicatrisation et la réduction des inflammations et des infections étaient plus rapides qu'avec les médicaments que j'avais l'habitude d'utiliser jusque-là. Mais, comme il ne s'agissait que d'un nombre de cas limités, je le considérai simplement comme un moyen parmi d'autres. J'avais lu dans quelques publications de médecine vétérinaire que l'*Aloe vera* était souvent utilisé comme un "last resort", une solution de dernière chance, avec des résultats spectaculaires, mais jamais un tel cas ne s'était encore présenté.» [...]

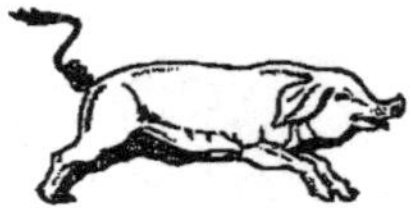

«Un mois plus tard, je me trouvai confronté à un cas sévère d'influenza porcine accompagnée de forte fièvre. Je soignai la truie bien mal en point aux antibiotiques classiques, mais sans grand succès. Sa santé continuait à se dégrader. Je décidai d'appliquer sans trop y croire un traitement avec l'activateur *Aloe vera*, par injection intra-nasale, afin de diminuer l'infection et soutenir la respiration, et une injection intra-musculaire pour diminuer la fièvre et l'infection. J'ai répété les doses deux fois à des intervalles de plusieurs heures. 24 heures après, la fièvre avait diminué et la truie retrouvait l'appétit. Quelques jours plus tard, complètement guérie, elle donna naissance à une belle portée de petits cochons en très bonne santé.

«En étudiant l'efficacité de l'*Aloe vera*, je me suis très

vite rendu compte que ce gel que j'utilisais dans le traitement de cas très variés, tant en application externe qu'interne, n'offrait aucune contre-indication. Dans la médecine vétérinaire, la toxicité des remèdes et leur effet secondaire sont très importants, car nous traitons des animaux d'espèces variées, dont la sensibilité aux médicaments est tout aussi variée. Ainsi, un médicament tel que l'acide borique peut être utilisé sans risque pour soigner les chevaux, mais se révèle toxique pour les chats.»

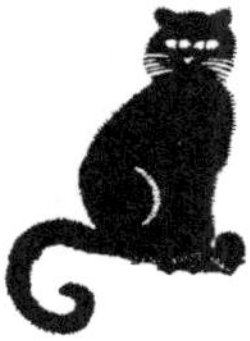

Les yeux du chat

Le système de vision du chat est très perfectionné. Mais comme tout être vivant, le chat est sujet à des maladies. La plus connue de ces affections est la cataracte. Une membrane opaque commence à recouvrir la cornée, et, en empirant, le chat peut devenir aveugle.

«Un jour Mme X nous amena un chat aux deux yeux pris et elle croyait le mal irréversible. Le chat n'avait plus que 50 % de vision et son état continuait à se détériorer. Elle nous dit que son chat souffrait de cette affection depuis 4 ans et qu'elle l'avait fait soigner par plusieurs vétérinaires qui lui apportèrent les soins traditionnels : antibiotiques, cortisone, etc., mais, le mal empirait.

«Nous avions devant nous un cas de dernier recours. Nous avons expliqué à notre cliente que nous voulions essayer un traitement avec l'*Aloe vera*, un produit pas encore approuvé par le FDA, mais que beaucoup de gens utilisaient couramment avec des résultats remarquables. Sachant que son chat risquait de toute façon de devenir aveugle, Mme X fut d'accord de tenter cet ultime traitement. Nous avons pris une bouteille d'*Aloe activator* et nous en avons mis quelques gouttes dans chaque œil. Nous avons donné le flacon à notre cliente avec l'instruction d'instiller trois gouttes du produit, trois fois par jour dans chaque œil. Deux semaines plus tard elle est venue nous montrer son chat et nous avons constaté que les cornées étaient presque redevenues claires, ce qui était tout à fait remarquable en comparaison de son état précédent.

Notre cliente poursuivit le traitement, et deux semaines plus tard, elle nous téléphona pour nous dire que les deux yeux étaient redevenus clairs et limpides, débarrassés de leur voile blanc.»

Traitement des chevaux

Le vétérinaire britannique Edward Johnson, spécialiste des affections chevalines, a longtemps exercé aux États-Unis et y a découvert des traitements efficaces à base d'*Aloe vera* stabilisé. Aujourd'hui, il est attaché à des élevages de pur-sang et voici ce qu'il nous dit :

«La castration d'un étalon est une opération délicate. Il est fréquent que des éleveurs m'amènent des chevaux qui souffrent après le passage du hongreur. Souvent, la blessure s'infecte et, comme on vient me voir trop tard, après que les soins traditionnels ont échoué, il me faut appliquer un «traitement de cheval» !

«Aux États-Unis, le docteur vétérinaire renommé

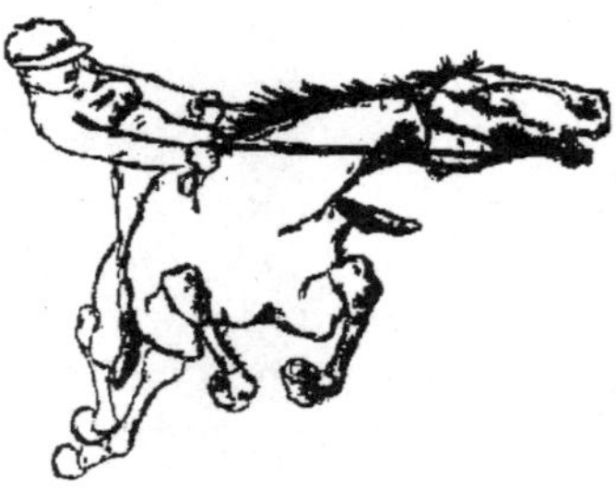

auprès de qui j'ai travaillé et beaucoup appris, était un inconditionnel de l'*Aloe vera*. Dans un cas comme celui-ci, il commençait par nettoyer la plaie avec l'*Aloe activator* puis faisait des applications locales de gel pur, deux fois par jour, tout en mélangeant un verre de jus d'aloès à son breuvage. En quarante-huit heures, l'amélioration était très nette et, après une semaine de traitement, la plaie était généralement guérie.»

Coupures et déchirures

Ed Johnson préconise l'*Aloe vera* dans les cas de déchirures musculaires et coupures au contact de clous rouillés ou de fil de fer barbelé.

Dans ce cas, il nettoie d'abord les blessures avec du borostirol ou du peroxyde (eau oxygénée) puis, avec une seringue, il injecte du gel d'*Aloe vera* dans les cavités. Pour soigner les blessures les plus profondes il introduit une gaze imprégnée d'aloès dans la plaie, puis, chaque jour il change la gaze imbibée d'*Aloe vera*, diminuant à chaque fois la longueur de la mèche de quelques centimètres jusqu'à la complète guérison.

Selon lui, l'*Aloe vera* combat l'infection et aide au développement du tissu sain.

Le docteur Allan Fredrickson, vétérinaire de l'État de Washington, spécialiste du cheval, affirme que l'*Aloe vera* stabilisé convient au traitement des affections suivantes :

– Inflammations oculaires. (trois gouttes d'activateur).

– Inflammations du côlon. (Cure de pur jus d'*Aloe vera*).

– Blessures aux paturons.

– Sarcoïde (tumeur de la peau).

– Entorse, déchirure musculaire, inflammation articulaire.

Pour traiter ces affections fréquentes chez les chevaux de course, le docteur Fredrickson préconise de masser chaque jour la région affectée, avec de la lotion d'*Aloe vera,* puis de la recouvrir avec un coton imbibé d'*Aloe vera activator*. Dans les cas les plus graves, il ajoute un peu de jus d'*Aloe vera* dans la nourriture de l'animal, ce qui contribue à sa guérison.

Le Dr Fredrickson estime qu'à défaut d'aloès frais, l'*Aloe vera* stabilisé est excellent pour soigner les mauvaises déchirures et les coupures, car il possède les six propriétés suivantes : 1) il réagit comme coagulant pour arrêter les hémorragies; 2) il réduit la douleur; 3) il diminue l'inflammation; 4) il est bactériostatique; 5) il débride les tissus nécrosés et, 6) il est un excellent cicatrisant. *(Cf. B. Coats et R. Holland, ouvrage déjà cité).*

Oiseaux et poissons

A L'ÎLE DE LA RÉUNION, Thierry Law-Bo-Kang possède un élevage d'oiseaux et de poissons exotiques.

Tous les oiseliers le savent, il existe de gros problèmes durant la période de reproduction au cours de laquelle la barrière naturelle des défenses immunitaires s'affaiblit.

Pour pallier cela et sauver au mieux les couvées, l'éleveur a systématiquement recours aux antibiotiques.

Voici ce que nous a dit Thierry :

«Jusqu'en 1996, je commençais à mettre des antibiotiques dans l'eau des abreuvoirs 2 mois avant la reproduction. Cette année, ayant entendu parler de l'aloès, j'ai essayé ce produit naturel en remplacement des antibiotiques. J'ai versé une cuillère à soupe de pulpe d'*Aloe vera* par litre dans l'eau destinée aux abreuvoirs de mes oiseaux, tous les jours, durant quinze jours d'affilée. Puis j'ai légèrement diminué la dose, n'ajoutant de la pulpe d'aloès que trois fois par semaine.

Au niveau des reproductions, j'avais jusqu'alors, malgré les antibiotiques, un taux de mortalité important et constatais qu'en administrant le même antibiotique deux années de suite il y avait accoutumance et le médicament faisait moins d'effet.

Dès les mois de mai-juin de cette année, j'ai remplacé les antibiotiques dans l'eau des abreuvoirs par de la pulpe d'*Aloe vera* stabilisé.

Résultat : diminution des pertes d'environ 70/80 %.

Jusque là j'avais deux ou trois oisillons morts sur quatre éclosions. Aujourd'hui, sur 4 œufs éclos, je déplore au maximum la perte d'un oisillon, mais la plupart du temps j'obtiens 4 oisillons sains.

J'ai également essayé l'aloès pour lutter contre la gale dont les pattes des oiseaux sont souvent infectées. En badigeonnant les becs et les pattes de tous les pensionnaires de mon élevage avec de la gelée d'aloès, durant quinze jours, je suis venu à bout des gales les plus tenaces.

Sur le marché de l'aquariophilie, les meilleurs produits offerts pour assainir l'eau des aquariums contiennent de l'aloès. Les propriétés naturelles, en particulier cicatrisantes et bactéricides de l'aloès, sont réputées préserver et régénérer la couche protectrice des poissons, en neutralisant l'excès de chlore de l'eau, qui leur est nuisible.

C'est pourquoi j'ai testé la pulpe stabilisée. Avec succès.

Je ne dispose pas encore du recul suffisant pour tirer des conclusions définitives, mais j'estime que c'est là une piste intéressante à ne pas négliger en cas de crise grave.»

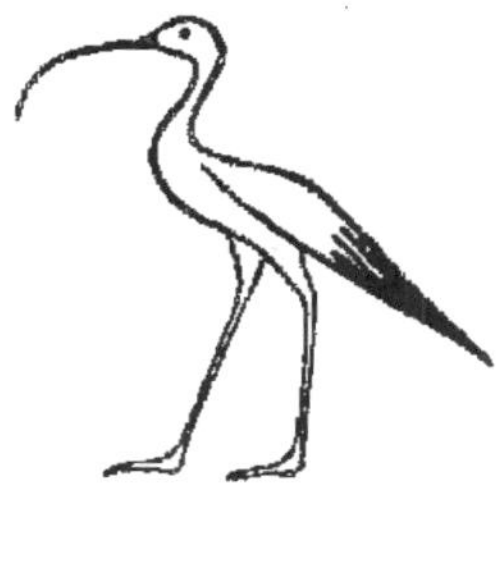

La rose et l'aloès

**Je suis la beauté, dit la rose ;
Je suis la vertu, répond l'aloès ;
Je réjouis les cœurs, dit la rose ;
Je guéris ceux qui souffrent,
affirme l'aloès.
Mes épines me protègent,
murmure la rose ;
Les miennes me défendent,
susurre l'aloès.**

**La rose dit à l'aloès :
Mon parfum apaise le cœur,
il élève l'âme.
L'aloès dit à la rose :
Comme les rayons d'or du soleil,
ma sève régénère les corps.
La rose dit à l'aloès :
Tu embellis les femmes,
tu délivres
les hommes de leur souffrance.
L'aloès dit à la rose :
Ta beauté purifie l'âme,
ton parfum exalte l'amour…**

**D'une même voix,
l'aloès et la rose chantent :
Prince et princesse de ce jardin,
nous sommes vertu et beauté,
amour et vertu.**

Poème persan

Comment choisir ses produits ?

Il est évident que sous nos climats tempérés, il n'est pas toujours facile de cultiver des aloès dans son jardin, son appartement ou sur son balcon. Il est donc plus simple de recourir à des produits vendus dans le commerce. Rappelons que l'efficacité des préparations à base d'*Aloe vera* dépend avant tout de la pureté du produit, de la méthode de conditionnement et de conservation. Il est aujourd'hui avéré que la dessiccation du gel de la feuille et sa réduction en poudre ou en concentré amputent largement son potentiel thérapeutique.

Le pourcentage d'*Aloe vera* annoncé par les étiquettes de certains produits ne tient aucun compte du facteur de dilution, pas plus que de la technique de préservation. Vous pouvez très bien trouver sur le marché des produits portant la mention : ***100 % Aloe vera*** alors qu'ils ne contiennent qu'une infime quantité de poudre d'aloès mélangée à de l'eau. Ouvrez l'œil !

Il existe de nombreux producteurs d'aloès dans le monde et plusieurs excellents laboratoires qui le commercialisent. Mais pour garder toutes ses vertus, l'aloès doit conserver sa pureté et ne doit pas avoir été stabilisé n'importe comment. L'acheteur a donc intérêt, lors de son choix, d'en étudier la provenance.

International Aloe Science Council (IASC)

A la fin des années 70, les producteurs américains d'aloès s'unirent au sein du NASC *(National Aloe Science Council)*, pour promouvoir l'aloès, contrôler la qualité des produits mis sur le marché ainsi que leur méthode de conditionnement et de conservation, et veiller à ce que le pourcentage d'*Aloe vera* contenu dans chaque produit soit stipulé avec exactitude sur son emballage.

Ayant mis au point un test pour mesurer la proportion d'*Aloe vera* d'une préparation, le NASC a lancé un programme de certification pour les planteurs et les fabricants d'aloès. *Aloe Vera of America* fut l'un des premiers producteurs à obtenir l'autorisation d'apposer le label de qualité du NASC sur ses produits. En 1986, le NASC est devenu le IASC *(International Aloe Science Council)*. Il offre aujourd'hui la réputation de son label à plus de cent producteurs et fabricants d'*Aloe vera* à travers le monde ayant accepté de souscrire à son cahier des charges draconien. **Internet : www.iasc.org**

Conseils pratiques

L'ALOÈS EST UNE plante médicinale aux propriétés nombreuses et fortes. Ses composants ne sont pas encore tous connus. L'*Aloe vera* contient des molécules actives. Il n'agit pas de la même façon sur tout le monde. Même s'il est réputé inoffensif, et qu'on ne lui connaisse aucune contre-indication, il serait imprudent de boire des litres de pulpe d'aloès sans discernement. Une cure quotidienne de quelques centilitres de jus d'*Aloe vera* buvable apporte à l'organisme un tonus remarquable.

En usage externe également, l'utilisation de l'aloès doit être ponctuelle, raisonnable et, pour les affections graves, suivie par un thérapeute compétent.

La vogue récente de l'aloès a mis sur le marché des centaines de produits. Tous ne sont pas irréprochables, loin de là. Les produits faits de poudre ou de concentrés de la plante contiennent des pourcentages relativement faibles d'aloès (de l'ordre de 1 à 4 %), et ne peuvent prétendre rivaliser avec des produits à base de gel d'aloès stabilisé naturellement et présent en concentrations approchant les 100 %.

En Europe, on trouve peu à peu ces produits en pharmacie et dans les magasins de diététique. La société américaine *Forever Living Products*, leader de l'*Aloe vera* dans le monde, à la fois propriétaire de plantations et fabricant, diffuse ses produits à travers son réseau de distributeurs indépendants dans plus de 100 pays. En Suisse, *Donesta promotion* vend du jus d'*Aloe vera* et des crèmes en provenance d'Andalousie. Au Benelux, la Sté *Pro Vera* commercialise des produits importés d'Australie.

Culture de l'Aloès

Si vous souhaitez cultiver vous-même de l'*Aloe vera*, n'oubliez pas que la plante pousse très lentement et qu'il faut éviter de trop l'arroser ou de lui administrer des fertilisants chimiques. L'aloès aime la chaleur et il a besoin de beaucoup de soleil. Il atteint sa pleine maturité entre trois et quatre ans, lorsqu'il a fleuri (hampe jaune), et c'est à partir de ce moment seulement que ses feuilles contiennent une concentration suffisante de substances curatives actives.

En la soignant bien, la plante va vous fournir des feuilles charnues, pleines d'un gel actif, jusqu'à l'âge de neuf ans ou plus.

Pour extraire la pulpe, détachez d'abord, à l'aide d'un couteau tranchant, la lisière épineuse de la feuille puis sa peau verte jusqu'au parenchyme incolore.

Une fois la pulpe translucide extraite de la feuille, il faut l'utiliser immédiatement, car, exposée à l'air et à la chaleur, elle s'oxyde rapidement et perd une bonne partie de ses propriétés.

Mais, prélevée dans de bonnes conditions hygiéniques, vous pouvez la conserver pendant quelques jours dans un bocal fermé et placé au frigidaire.

Certains adeptes de la plante tiennent à conserver dans leur préparation son épiderme vert qui recèle beaucoup d'aloïne, et prétendent que c'est la partie la plus riche. Mais la plupart des chercheurs ne sont pas d'accord et savent qu'une proportion excessive d'aloïne n'est pas souhaitable pour certains organismes.

Ainsi, les néophytes qui utilisent le gel frais d'un *Aloe vera* pour se soigner, sont parfois déçus par les résultats. Et ils se demandent pourquoi ça n'a pas marché aussi bien qu'ils avaient espéré.

Les raisons d'un échec sont aussi diverses que la composition de la plante elle-même. En voici quelques-unes :

– Utilisation d'une espèce autre que l'*Aloe vera barbadensis* ou les quelques variétés reconnues pour leurs propriétés médicinales (*Arborescens, Ferox, Socotrina, Capensis, Saponaria*, etc.).

– Utilisation d'une plante immature.

– Utilisation d'une feuille dégénérée.

– Utilisation d'un gel exposé trop longtemps à l'air, au soleil, à la chaleur, donc neutralisé.

– Un traitement trop court ou mal appliqué.

– Et, bien entendu, la manière subtile et imprévisible dont le gel d'*Aloe vera* réagit et interagit en synergie avec un organisme donné.

N'oublions pas que ni les extraits de plantes ni les médicaments allopathiques ne donnent toujours les résultats escomptés.

Assainissement de l'air

Une étude américaine démontre que si vous avez la chance de posséder chez vous un Aloe vera, *cette plante détruira jusqu'à 90 % du formaldéhyde, un toxique volatil qui hante votre appartement. Cette substance nuisible émanant de la fumée de cigarettes, des peintures, des mousses d'isolation, de la colle à moquette et de certains emballages alimentaires provoque des irritations des yeux, du nez et de la gorge pouvant aller jusqu'à l'asthme.*

TÉMOIGNAGES :

L'expérience d'un entraîneur

DEPUIS 1948, Frank Medina fut l'un des entraîneurs officiels des équipes participant aux Jeux olympiques. En 1975, il proposa que les produits d'*Aloe vera* soient utilisés par les soigneurs à titre expérimental durant les Jeux de 1976 à Montréal, et sa recommandation fut acceptée.

Pendant les Jeux, il traita quatre athlètes russes qui craignaient de ne pas pouvoir poursuivre les compétitions car ils avaient des problèmes sévères avec leur tendon d'Achille. Grâce au traitement avec des produits d'*Aloe vera* suggéré par M. Medina, ils ont pu prendre part aux Jeux, et trois des athlètes ont gagné des médailles. Alors, le Comité olympique soviétique l'invita en URSS où il est allé en 1977 pour échanger avec ses collègues soviétiques des méthodes d'entraînement et de soins aux athlètes.

L'amputation

DANS SON livre *The Silent Healer* (Le guérisseur silencieux) Bill Coats raconte :

«Le Dr David K. Shelby sort de la salle d'opérations visiblement découragé. Il vient d'opérer pour la sixième fois un jeune garçon dont la jambe est atteinte d'une infection généralisée du tibia. Son pronostic est pessimiste. Si, malgré les antibiotiques, l'infection se poursuit comme après les précédentes opérations, il lui faudra opérer une septième fois, et cette fois ce sera la jambe qui va y passer...

Roulant à bicyclette, son jeune patient avait été victime quelques semaines auparavant d'un accident de la route. Renversé par une voiture, on dut l'amputer du pied gauche broyé au cours de l'accident. Cette première opération s'était déroulée normalement, sans complication, et les soins postopératoires apportèrent au patient la couverture antibiotique nécessaire pour éviter les infections secondaires.

Pourtant, très vite, une infection par le bacille *Proteus* apparut, contre laquelle, malgré les soins les plus attentifs du Dr Shelby, tous les traitements antibiotiques échouèrent. Le médecin essaya tous les antibotiques connus susceptibles d'enrayer l'infection. En vain. Il ne lui restait que le recours à une nouvelle opération.

«Je me trouvais par hasard à cet hôpital quand le Dr Shelby racontait ses déboires devant ce cas. "Nous avons essayé tous les antibiotiques connus, mais rien ne marche. J'ai déjà opéré six fois, montant chaque fois un peu plus haut dans la jambe... quand j'arriverai à la hanche, il mourra..." J'avais immédiatement compris le dilemme du Dr Shelby. Je lui ai alors parlé des remarquables succès que certains de ses confrères avaient obtenu avec notre *Aloe 99 gel* contre les infections et je lui ai présenté quelques résultats de nos études bactériologiques. Il semblait impressionné, mais exprima quelques réserves quant à la probable toxicité du produit. Deux médecins présents à notre discussion et qui avaient déjà utilisé notre gel parvinrent à convaincre le Dr Shelby de l'essayer, en lui exposant les cas qu'ils avaient traités avec notre produit sans rencontrer d'effets secondaires ou de contre-indication.»

Réalisant qu'il n'avait rien à perdre, le Dr Shelby commença le traitement aussitôt. Il introduisit un tube dans l'os pour y déverser au goutte-à-goutte du gel pur d'*Aloe vera*. «En quelques heures l'infection parut stabilisée et, sous quarante-huit heures, elle avait disparu. Le garçon est guéri et, grâce à sa prothèse, il est actif et en bonne santé.» *(Dallas, Texas, USA. Octobre 1975).*

L'expérience du Dr Om Prakash Agarwal

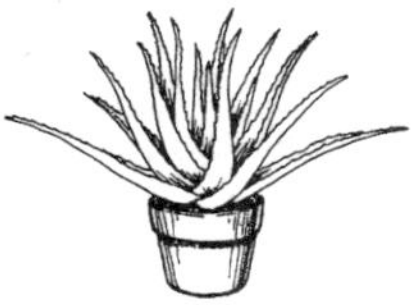

En 1984, le docteur indien Om Prakash Agarwal fit une communication remarquée au congrès annuel du *Collège International d'Angiologie* à San Antonio (Texas). Il énonça devant ses confrères surpris les résultats d'une recherche des bienfaits de l'*Aloe vera* au niveau du système cardiaque. L'étude portait sur 5 000 patients et avait duré 5 ans.

Selon le chercheur, cette étude montrait qu'il était possible de diminuer de 85 % les crises d'angine de poitrine, en ajoutant de la pulpe d'*Aloe vera* fraîche au régime de gens souffrant de problèmes cardiaques causés par l'athérosclérose (durcissement et encrassement des artères par des dépôts graisseux). Il avait également noté une réduction importante du cholestérol et des triglycérides dans le sang des patients, ainsi qu'une augmentation des lipoprotéines à haute densité (le bon cholestérol), autant de facteurs susceptibles de limiter les risques de crise cardiaque. De plus, l'*Aloe vera* réduisait le taux de sucre dans le sang des patients de surcroît diabétiques.

Selon le Dr Agarwal, les 5 000 patients ainsi traités avaient tous survécus et il n'avait constaté aucun effet secondaire négatif pendant toute la durée de l'étude.

La prescription de la cure était de 100 grammes de pulpe d'aloès par jour, additionnée de 20 grammes d'isabgol, plante médicinale indienne réputée prévenir la constipation, l'ensemble mélangé à la farine de la pâte à pain de leur consommation quotidienne. *(Medical Gazette South Texas, Vol. 6. N° 50 – Octobre 1975).*

L'Aloès élixir de longue vie ?

APRÈS LE décès du Dr Yernest, un médecin suédois mort d'une chute de cheval à l'âge de 104 ans, on retrouva dans ses papiers une formule d'élixir de longue vie à base d'aloès dont le secret était dans sa famille depuis des siècles. Est-ce cet élixir qui permit à sa mère, à son père et à son aïeul de faire mieux que le jeune centenaire, en mourant respectivement à 107, 112 et 130 ans ?

(Lagriffe : Vieux remèdes du temps, Éditions Maloine).

Une cure intensive

«MON AMI Malcomb Indread de Johannesburg, un ancien rugbyman souffrait le martyre. Diabétique, il était affligé de graves complications circulatoires qu'il avait négligé de soigner à temps. À la suite d'une plaie bénigne, la gangrène s'installa dans un pied et s'aggrava au point qu'à l'hôpital les médecins parlaient de l'amputer. Désespéré, Malcomb appela à son chevet un ancien soigneur de son équipe de rugby, le docteur Robert C. Collins. Celui-ci, malgré les plus expresses réserves du corps médical attaché à l'hôpital, proposa une cure intensive, interne et externe de pulpe fraîche d'aloès, une plante très commune en Afrique du Sud. En trois semaines, mon ami fut hors de danger et aujourd'hui, il a repris son sport préféré, en catégorie senior.» *(Richard Beltram – Capetown.)*

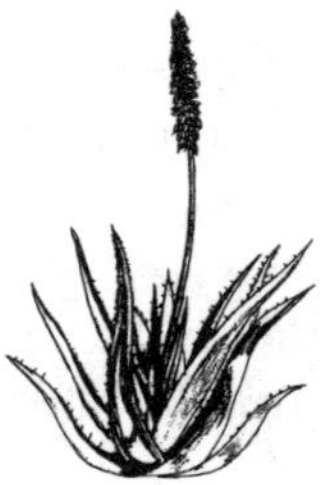

Le miracle du miel et de l'aloès

En 1994 parut dans la revue *Terre Sainte* publiée à Jérusalem (mai-juin 1994) un article du père Vittorio Bosello, adapté en français par le père Daniel Bertrand.

Cet article fit grand bruit. En voici des extraits :

Une livre de miel pur et liquide, deux grandes feuilles d'aloès bien nettoyées et débarrassées de leurs épines, trois ou quatre cuillerées de whisky, d'arak ou d'eau de vie, le tout passé au mixeur, et vous obtiendrez cet élixir grâce auquel le père Romain de Bethléem a guéri plus d'un cancer.

Brésilien de souche italienne, le père Romain Zago est né en 1932 à Lajeado dans le diocèse de Pôrto Alegre. Entré au service de la Custodie de Terre Sainte, il réside actuellement à Bethléem où il enseigne le latin et la philosophie aux futurs étudiants en théologie, qui poursuivront leurs études au couvent Saint-Sauveur à Jérusalem. Ce brave père n'est pas un sorcier. Nul alambic dans son laboratoire, point de formule incantatoire. Quant au laboratoire, le pauvre père ne dispose même pas d'un mixeur. En cas de besoin, il aura recours à celui de la sœur cuisinière. C'est donc un homme simple et affable, qui inspire confiance.

Ni médecin, ni sorcier, ni faiseur de miracles

S'il n'est ni médecin, ni sorcier, ni faiseur de miracles, d'où vient donc au père ce mystérieux pouvoir ? Tout simplement d'avoir pu fréquenter dans sa jeunesse l'école des pauvres.

«Au Brésil, nous confie-t-il, nombreux sont ceux qui ne peuvent se procurer les produits sophistiqués et coûteux de la médecine moderne ; aussi s'adressent-ils directement au bon Dieu, qui a créé les plantes et, en particulier, l'aloès qui fleurit partout et que j'ai appris, tout jeune, à reconnaître au bord des chemins.» [...]

Patience et persévérance

Bien sûr, il ne faut pas s'attendre à une guérison immédiate. Le père Romain a d'ailleurs bien soin de nous mettre en garde contre toute illusion de type miraculeux. Si la première cure n'obtient pas le résultat souhaité, le patient devra se soumettre à une nouvelle série d'examens médicaux qui diront si l'on peut procéder à une seconde ou à une troisième cure, jusqu'à entière guérison.

Bien des malades se sentent rapidement mieux, cela ne signifie pas qu'ils soient guéris. C'est au médecin qu'il appartient de constater l'amélioration.

[...] Tout cela paraît trop beau pour être vrai. C'est pourtant bien ainsi. «L'explication est simple», souligne le père Romain, nullement découragé par les signes d'incrédulité qu'il lit sur votre visage. «Le remède opère un nettoyage complet de l'organisme grâce au miel qui atteint les zones les plus lointaines de notre corps. L'aloès, à son tour, véhiculé par le miel, constitue un agent important de cicatrisation. Quant à l'alcool, en dilatant les vaisseaux sanguins, il facilite cette opération de nettoyage général. En l'espace de dix jours, le sang s'est lentement purifié. On peut même ajouter que le remède agit de façon préventive. En effet, grâce au sang purifié, tout l'organisme fonctionne à merveille.»

Un miracle à votre portée.

Le premier cas de guérison d'un cancer remonte à six ans. Un septuagénaire souffrant d'un cancer de la prostate en phase ultime est congédié de l'hôpital, les médecins ayant déclaré qu'il n'y avait plus rien à faire. On appelle le père Romain pour administrer les derniers sacrements au mourant. La cérémonie se déroule normalement : après quoi le père propose au patient son étonnant remède. Six ans plus tard le vieillard, devenu octogénaire, a toujours bon pied bon œil.

Une sœur franciscaine, missionnaire du Cœur Immaculé

de Marie *résidant à Bethléem eut assez tôt connaissance du médicament du père Romain. Elle en remplit un flacon qu'elle déposa dans une armoire. A quelque temps de là, sœur Silvana, infirmière de la communauté, apprend qu'une de ses amies est atteinte d'un cancer. Elle se souvient alors du remède enfoui au fond d'un tiroir. Quelques mois plus tard, l'amie en question est bel et bien guérie. Aujourd'hui, rayonnante de santé, elle vous racontera volontiers elle-même sa surprenante histoire.*

Un des secrétaires de l'École de Terre Sainte de Bethléem souffrait d'un cancer de la gorge et n'avait plus qu'un filet de voix. Inquiet, le père Raphaël, directeur de l'École, alerte le père Romain qui se rend chez leur commun ami, armé d'une bonne dose de son fameux sirop. Deux mois plus tard, le secrétaire avait retrouvé sa voix habituelle et repris son travail. Le père Raphaël est prêt à en témoigner, et Dieu sait pourtant si les frères ont le cœur dur et lent à croire !

Tout ce que nous confie le père Romain est empreint de simplicité. Nous l'avons dit, il ne se prend ni pour un guérisseur, ni rien de semblable. Pas question non plus de lui faire le moindre cadeau. Ce qu'il souhaite, c'est que soient mis en valeur les médicaments fournis par la pharmacie du bon Dieu : miel, alcool et aloès. Et surtout, c'est que beaucoup sachent que l'on peut guérir du cancer.

LE LUPUS, L'*ALOE VERA* ET MOI

En 1980, Mme Rita Thompson, âgée d'environ trente-cinq ans, mère de cinq enfants, résidant à Toledo (Ohio), fut atteinte d'un «lupus érythémateux disséminé» (LED) sur tout le corps. Une maladie traumatisante, à la limite du supportable pour une jeune femme jusqu'alors active et dynamique.

Le lupus est une maladie auto-immune, dans laquelle le

sujet produit des anticorps[17] qui ne combattent plus seulement les agents venant de l'extérieur, mais s'attaquent aux cellules saines de la personne elle même. Ce processus appelé auto-immunité caractérise l'apparition du lupus érythémateux disséminé (LED).

Rita Thompson souffrait depuis 1966 d'un psoriasis, puis on la soigna dès 1975 pour une arthrite rhumatoïde. En 1980, son état empirant, elle fut conduite à l'hôpital Henry Ford de Detroit où des médecins diagnostiquèrent le LED.

Malgré le dévouement et la compétence du corps médical utilisant tous les traitements et les médicaments à sa disposition, son mal ne fit qu'empirer.

La jeune femme raconte son calvaire dans une petite brochure : *Le Lupus, l'Aloe vera et moi* où elle nous dit avec des mots simples et émouvants, comment, durant quelques années, sa vie bascula dans l'horreur, avant qu'elle ne recouvre la santé grâce à l'aloès.

En effet, le LED est une maladie terrible qui ravage les tissus, boursoufle et ravine la peau, sape le moral, laissant apparaître sur tout le corps et même sur le visage, de vilaines taches suintantes. Une horreur.

«Il m'était difficile d'accepter le fait qu'il n'y avait pas de cause connue à ma maladie, et qu'il n'existait pas encore de remède alors que les hommes allaient sur la Lune, pouvaient transplanter des cœurs et inventaient chaque jour de nouvelles armes de destruction massive. Ces pensées m'ont hantée jour et nuit.»

Durant deux ans, Rita lutta avec courage, acceptant les traitements qu'on lui imposait et avala en vain d'innombrables médicaments, qu'elle nous décrit longuement et dont elle nous donne la liste.

«Pour enrayer le mal, les médecins m'ont administré

---

(17) Un anticorps est une particule de protéine fabriquée par l'organisme pour le protéger contre les agents infectieux venant l'agresser.

des doses de plus en plus fortes de stéroïdes et d'autres médicaments.

Les hauts et les bas quotidiens étaient un combat incessant. Quand j'atteignais un point stable... une acceptation de mon mal présent en quelque sorte, je pouvais quitter l'hôpital pour six mois. Mais je vivais dans la peur constante du moment où le "monstre" frapperait encore.»

Transférée d'un hôpital à l'autre, retournant parfois chez elle lors de courtes améliorations de sa maladie, la jeune femme se voyait à chaque fois rattrapée par le "monstre" comme elle l'appelle.

À l'automne 1982, Rita atteignit le comble de la souffrance. Hospitalisée à l'hôpital Mercy de Toledo, elle eut à soutenir une bataille atroce. En l'espace de deux semaines environ, son corps ravagé par les tumeurs, les chairs à vif, était devenu méconnaissable.

Aucun traitement, aucune des drogues ne faisait plus effet. La pression sanguine était devenue incontrôlable. Des problèmes de vue et d'ouïe vinrent s'ajouter au LEP qui la rongeait.

Affaiblie à l'extrême, en pleine dépression nerveuse, Rita allait lâcher prise et songeait à en finir avec la vie, lorsque Jerry, son mari, se souvint d'un article lu dans le *National Geographic Magazine* qui disait à propos de l'aloès que c'était une plante médicinale aux propriétés remarquables pour le traitement de nombreuses affections.

Il se renseigna autour de lui, et, un matin, dans le café où il prenait son petit-déjeuner, on lui présenta une distributrice d'*Aloe vera.*

Il lui parla de la maladie de sa femme et lui demanda si cette plante pouvait lui venir en aide. La vendeuse n'en était pas absolument sûre, mais elle pensait que ça valait la peine d'essayer. Jerry Thompson acheta un flacon de pulpe d'*Aloe vera* à boire, et rentra à la maison "tout excité" en disant à son épouse que ce produit avait aidé un grand nombre de personnes ayant de graves problèmes de santé.

Mais Rita ne réagit pas avec enthousiasme à l'idée d'absorber une nouvelle médication. D'ailleurs, ni la vendeuse, ni l'étiquette du flacon n'affirmaient que la mixture pouvait soulager le lupus.

Pourtant, après quelques jours, Jerry maintenant la pression sur elle, la jeune femme, pour faire plaisir à son mari, absorba quotidiennement jusqu'à 3 ou 4 onces de jus d'aloès (environ 1 dl).

Au bout de 2 à 3 semaines, son état s'améliora visiblement. Elle retrouva un peu d'énergie. Ses taches rouges ou brunes s'estompèrent peu à peu, les vilaines croûtes se résorbèrent. Ses cheveux même se mirent à repousser, d'abord timidement, en duvet, puis normalement. Renonçant aux autres remèdes, le seul qu'elle continua à prendre fut son médicament contre l'hypertension, mais sans trop d'assiduité.

Quasiment sourde et aveugle, Rita utilisa pour soulager ses yeux et dégager ses oreilles des croûtes qui les avaient envahies, l'*Aloe vera activateur*. La jeune femme put alors se faire opérer de la cataracte et supporta des verres de contact.

En moins d'un an, l'état de santé de Rita Thompson s'était amélioré spectaculairement, si bien qu'à chaque visite à ses médecins et à l'hôpital, elle devint le point de mire et un objet de curiosité de la part du personnel soignant.

Dès lors, la jeune femme put reprendre une vie normale. Le plus gratifiant pour elle fut de constater le peu de séquelles qu'elle gardait de sa terrible maladie. Seules quelques traces infimes de ses affreuses cicatrices demeurent sur sa peau, mais s'estompent avec le temps.

« DE PAR LE ROY(°) »

« Il est ordonné à tous les habitants du cartier de Saint-Paul, et autres, daller deux fois la semaine à la chasse au cabrit et une fois à la tortue de terre.

« Deffenses leurs sont faittes de ne point passer la rivière de Saint-Gilles, sous peine destre corporellement chastiez.

« Que tous les dits habitants pourront faire de laloys [= aloès] *où ils pourront, excepté dans les caz* [= cases] *qui ont toujours esté sy devant réservez poûr le roy, sous peine de confiscaô* [= confiscation], *y estant atrapé, et de vingt escus damande payable dans la huictaine pour la premierre fois, et en (cas) de résidive, seront rigoureusement chastiez, et serviront le roy six mois sans aucun sallaire, et se, pour voulloir anticiper sur les droits de son prince.*

« Mais ouy bien pourront les dits habitants emplanter un chaicun dans leurs habitassions autant qui pourront, pour en recueillir en la saison.

« Qu'ils pourront aussy faire du miel et de la cire sans destruire les mouches à miel et en apporteront le huictième au magasin, sous peine de confiscaô, et de dix escus damande et servir le roy quatre mois sans auquns sallaire.

« Que le tabacq qu'il feront sera bon et bien conditionné pour le débiter au vaisseaux qui abordront dans l'isle soit françois ou estranger et sera visité pour voir s'il est bon, et, ne lestant pas, sera brullé pour celuy aqui il cera et payera vingt livres damande, et ce, pour une point dasacréditer lisle comme estant la marchandise de lisle ou il en veut sortir le plus en quantité.

« Quils pourront entreux commercer et négossier de toutes leurs danrée sans se faire auqun tort les uns au autres soupeine de cinquante livres damande, et, en cas de résidive, seront corporellement chastiez et serviront le roy trois mois sans auqun sallaire.

« Deffances leur sont faitte absolument de ne point aller abord dauquns vaisseau qui abordera dans lisle, soit françois ou estranger pour y commercer, sans la permission du chef ou commandant, sous peine de cent livres damande et estre corporellement chastiez en cas de résidive.

« Donné à nostre hautel, au cartier de Saint Paul, le 15e janvier 1687, le jour et an que dessus. »

° Extrait de l'ouvrage «Histoire religieuse de La Réunion» de Jean Barassin Saint-Denis, 1953. In Jacques Bersez : *Remèdes et pratiques étranges à l'Ile de La Réunion*, Editions Jacques Bersez, 1983.

AUTRES INFORMATIONS

DEPUIS LA parution de la première édition de cet ouvrage, des informations intéressantes, des anecdotes et de nouveaux témoignages me sont parvenus. En voici quelques-uns :

FLEURS DE BOURBON ET DE MADAGASCAR

LE PROFESSEUR Roger Lavergne, botaniste de St-Denis de la Réunion, a publié une œuvre considérable sur les plantes médicinales et la flore des Mascareignes, notamment *Fleurs de Bourbon*, un ouvrage en dix volumes où il dit, au sujet de l'aloès :

«Fils de l'aridité, flambeau au suc amer, l'aloès est en passe de nous arracher aux turbulences de la détresse. C'est bien lui que j'absorbais, en petites quantités, quand il fallut frictionner ce poignet endolori par quelques fractures. Le résultat fut surprenant. Sur l'heure, je goûte encore à cette résine, si réputée pour accélérer la consolidation des os fracturés, que son amertume a quelque chose de magique. Je n'ai pas pour autant oublié le rhum, l'écorce de pamplemousse et les feuilles de patte-poule (macérées ensemble) qui servirent à revigorer mes tissus contusionnés.»

[...] «Sur les 38 aloès indigènes que compte la flore malgache c'est l'un d'eux, *Aloe vaembe* qui permit une découverte étonnante. Ce végétal était en effet ingéré ou appliqué sur des scarifications pour arracher à la mort des Antandroy et des Mahafaly *"atteints de graves dépérissements physiologiques"*. L'expérimentation sur des souris montra que ce végétal était *"immuno-stimulant"*, c'est-à-dire capable de renforcer les défenses naturelles de l'organisme face à des agressions microbiennes ou chimiques. Ainsi, les rongeurs se montrèrent dix à cent fois plus résistants à l'infection provoquée par la klebsielle de la pneumonie, s'ils avaient été au préalable traités à l'aloès. »

[...] «Le suc visqueux contenu dans les feuilles charnues d'*Aloe barbadensis Miller* [...] ne se contente pas de calmer démangeaisons et inflammations, de déterger plaies et ulcères infectés, d'activer la maturation d'abcès et furoncles, il est même – à l'ère de l'atome délirant – capable de traiter les brûlures opérées par une source radioactive (comme il le fait d'autres brûlures occasionnées par le froid ou la chaleur).»

[...] «Il est dit qu'à petites doses l'aloès est "un stomachique des plus actifs, fort utile dans les dyspepsies atoniques caractérisées par la perte de l'appétit, les digestions lentes, la constipation". À la dose moyenne de 0,15 à 0,60 g, il agit comme laxatif et cholagogue. Il provoque alors des "selles bilieuses et c'est, sous ce rapport, un désobstruant du foie". Absorbé à doses plus élevées (0,60 g à 1,50 g) il se comporte comme un purgatif drastique. Il a cependant l'avantage d'être "sans danger réel même à dose exagérée".

L'aloès et les traditions locales

«Dans le volume sur la tisanerie réunionnaise Marie-José Hubert Delisle précise que "*le mazambron* [18] *délayé dans du rhum était prescrit pour le saisissement, les règles, les efforts, toutes les indispositions dues au sang caillé, bloqué, entassé : ce produit noir, très amer, avait la propriété de faire fondre et de racler le sang*". Sorciers et tisaneurs font absorber la glu, contenue dans ses feuilles vertes épluchées, à ceux qui ont bu un "sort". Serait-il un antidote efficace contre de réels maux d'esprit ?»

[...] «Aux Antilles, il est dit que les crises d'asthme se calment en faisant prendre au malade "trois cuillerées à café de jus toutes les cinq minutes". On renouvelle les jours suivants, si cela s'avère nécessaire. Pour traiter le diabète, il faudra absorber, chaque matin à jeun, la pulpe translucide contenue dans une feuille verte épluchée avec soin. Le jus foliaire, en compresses sur le front "guérirait

(18) *Mazambron :* appellation réunionnaise d'une préparation à base d'aloès.

les maux de tête, la fatigue des yeux et ferait tomber la fièvre". Mélangé à du vinaigre, il servirait à frictionner le cuir chevelu pour prévenir la chute des cheveux.»

Précisons que les ouvrages de Roger Lavergne sont extrêmement bien documentés. Chaque citation y est soigneusement référencée. C'est pour ne pas alourdir le texte de ce manuel que nous nous sommes permis de supprimer ces références, souhaitant que le lecteur consulte les ouvrages originaux des auteurs auxquels nous empruntons quelques extraits.

L'Aloès est bien davantage qu'un remarquable remède populaire

Le professeur Akira Yagi, du département de pharmacie de l'université Fukuyama d'Hiroshima (Japon), publia en 1982 un petit ouvrage intitulé :

L'Aloès : bien davantage qu'un remarquable remède populaire. Guide de l'utilisateur.

Dans son opuscule, l'auteur passe en revue les résultats obtenus par différents groupes de recherches à travers le monde sur l'évaluation des vertus thérapeutiques de l'aloès, dont celui de son université. Son étude porte notamment sur l'*Aloe vera* et l'*Aloe arborescens*, beaucoup utilisés au Japon.

Voici quelques extraits significatifs de cet ouvrage :

«Un épisode intéressant concernant l'aloès, se trouve dans l'herbier dit de "Cheng-he", datant de 1116. Le poète chinois Liu Yu Shao écrit : *quand j'étais enfant j'avais un eczéma incurable autour du cou et dans les oreilles. On m'a traité avec toutes sortes de médicaments, sans aucune amélioration. Un jour un marchand nous a proposé le* "Lu-weh". *Nous l'avons essayé et j'étais guéri comme par magie !* »

[...] «L'aloès fut introduit au Japon au XVIIIe siècle par les marchands portugais et hollandais. Appelé "Lu-weh", il était utilisé en médecine naturelle et fut répertorié dans la pharmacopée japonaise sous ce nom, en 1886.»

Principales propriétés de l'aloès

«La substance principale de la feuille est un gel muco-polysaccharide, soluble dans de l'eau, composé principalement de glucoses, mannoses et galactoses.

Ses actions immunofortifiantes, antitumorales et génératrices de cellules ont été démontrées. L'aloemannan a une action antitumorale mais régulière.

Trois substances: l'aloetine, l'aloelucine et l'aloemicine ont été découvertes dans le gel d'aloès par le Dr Momoe Soeda. L'aloetine est un germicide (il neutralise leur toxicité). L'aloelucine (magnésium lactate) résiste aux acides, aux oxydes (alcalis) et à la chaleur. Il active la régénération cellulaire et accélére la guérison des ulcères. L'aloemicine semble avoir des actions antitumorales et une certaine efficacité contre certaines cellules cancéreuses.»

Traitement de l'arthrite rhumatoïde (AR)

«Malgré que l'AR soit considérée comme incurable, il est démontré qu'un traitement à base d'aloès peut en soulager les symptômes. Le professeur Davis et son groupe de chercheurs du *Medical College of Podiatry* de Pennsylvanie, ont découvert que l'*Aloe vera* contient des anthraquinones et de l'acide anthranilique, deux composants qui réagissent contre l'AR. Ils diminuent la fonction biosynthétique de la bradykinine, une des substances responsables de la douleur et de l'inflammation. Un traitement avec un mélange d'*Aloe vera*, de RNA (acide ribonucléique) et de vitamine C, utilisé par le Pr Davis a prouvé son efficacité et lui a valu une récompense académique.»

Aloès contre asthme et bronchite

«Nous savons que les leucocytes (globules blancs) dévorent les bactéries qui causent les inflammations associées avec l'asthme et la bronchite (action phagocytaire).

Les mucopolysaccharides de l'aloès renforcent la capacité phagocytique pour combattre les bactéries et l'inflammation.»

Les professeurs Yagi et Takao Shida et leur groupe du *Departement of Rhumatic Studies* du National Sagamitara Hospital, ont démontré cela avec des tests cliniques.

(Adaptation de l'anglais : Ed Maykut)

NOSTRADAMUS ET LA PESTE NOIRE

SELON SERGE HUTIN, exégète des *Centuries* et biographe de Michel de Nostredame, le futur médecin et prophète de Salon-de-Provence, se serait passionné dès l'adolescence pour l'étude des "simples". Ce fut en Avignon, où il obtint son titre de "bachelier ès arts", qu'il herborisait et testait le pouvoir des plantes.

En 1526, lors de la grande épidémie de peste qui ravagea la Provence, le jeune étudiant interrompit ses études pour voler au secours des pestiférés de Narbonne puis de Marseille. Il fit preuve d'une réelle efficacité et d'un courage qui lui valurent l'admiration de ses concitoyens.

Ayant achevé ses études de médecine à la célèbre université de Montpellier, Nostradamus, "médecin aux pieds nus", parcourut durant quelques années le midi de la France en soignant sans discrimination riches et pauvres, préparant potions, lotions, poudres et onguents à base de plantes cueillies dans la garrigue. Il confectionnait aussi des confitures à base d'herbes, de fruits et de fleurs de toute sorte, ainsi que des élixirs floraux qui feront sa renommée.

Quelques années plus tard, lorsqu'une nouvelle épidémie de peste ravagea la contrée, la redoutable "peste noire" ou "charbon provençal", Michel de Nostredame secourut les malades abandonnés de tous avec la même ténacité et le même dévouement qu'il avait déployés jadis.

Il confectionna un remède dans la composition duquel entraient l'aloès, le thym, la sarriette, l'oignon, l'ail et le miel. Cette préparation lui permit de sauver de nombreux malades.

Très en avance sur son temps, Nostradamus préconisa également de sévères mesures d'hygiène pour enrayer le mal : lavage minutieux à l'eau pure des mains, du corps, des vêtements et des aliments, nettoyage systématique des maisons, des rues et des latrines.

Serge Hutin : Plantes et remèdes du terroir, in revue Science et Magie, 1992.

UN TRAITEMENT EFFICACE CONTRE L'OBÉSITÉ ?

De récentes recherches effectuées dans plusieurs universités, confirment aujourd'hui ce qu'affirmait depuis des siècles la médecine populaire : la pulpe tirée du parenchyme de la feuille de l'aloès est un régulateur efficace de l'appétit et des fonctions digestives. Une cure prolongée de pulpe parvient à inhiber la faim, à enrayer la boulimie, provoquant chez l'obèse une perte de poids significative sans engendrer de carence.

Une expérience en "double aveugle" réalisée par des chercheurs attachés à la *Fujita Health University* (Japon), effectuée sur un échantillon de 150 personnes obèses, a démontré une perte de poids variant de 3 à 25 kg en 12 mois chez les sujets ayant bu de 5 à 8 cl de jus d'aloès pur par jour sans autre changement de régime alimentaire.

(Source : Koki Taniguchi)

CONCLUSION

Aujourd'hui, à l'aube du IIIe millénaire, l'Aloès est devenu une plante à la mode dont les vertus ne sont plus guère contestées par personne. Des milliers de planteurs à travers le monde le cultivent, des centaines de laboratoires le préparent et le conditionnent, d'innombrables chercheurs étudient ses molécules actives et tentent de les reproduire.

Il n'est de semaine que les médias ne nous le présentent sous une forme nouvelle : yaourts ou boissons à l'aloès, bas nylon pour femmes à l'*Aloe vera*, dentifrice, déodorant ou savon à l'aloès, rasoirs et lotions après-rasage à l'aloès, sans compter tous les autres produits cosmétiques, parapharmaceutiques ou vétérinaires contenant de l'aloès.

Jadis, aliment du pauvre, condiment discret, "simple médecine" du jardin des monastères ou de la cure, providence des colons à l'organisme fatigué, l'aloès fut un peu oublié, voire méprisé par la médecine savante des XIXe et XXe siècles. Le voilà de retour en force dans notre vie, entrant par la grande porte, en souverain.

Ce que cette plante a de remarquable, c'est la prodigieuse diversité de ses vertus, cette synergie subtile induite par les enzymes, les vitamines et les oligo-éléments qui la composent, et en font la meilleure et la plus fidèle amie de l'homme, sa compagne de tous les jours.

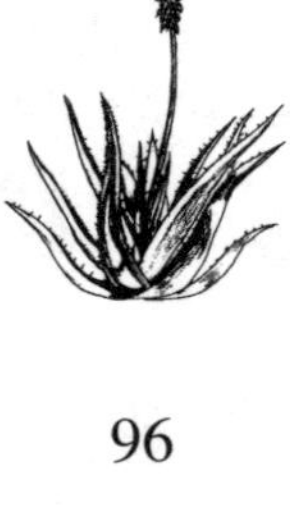

LEXIQUE

Alcoolat : Préparation obtenue par la distillation de plantes fraîches ou sèches avec de l'alcool soit pur soit additionné d'eau.

Aloïne : Principe actif de l'aloès identifié en 1851 par Smith et Stenhouse dans la résine et la poudre obtenue par dessication de la feuille.

Alopécie : Calvitie.

Amers : Plantes dont la saveur amère a la propriété de stimuler la sécrétion salivaire et celle des sucs gastriques et intestinaux, de favoriser l'appétit, de faciliter la digestion. On distingue les amers purs : aloès, chicorée, gentiane, quinquina, des amers aromatiques comme la camomille ou le houblon.

Analgésique : Propriété de soulager ou de supprimer la douleur par une action modificatrice du système nerveux central. On distingue les narcotiques analgésiques durs, tels le pavot, le chanvre, la coca, des analgésiques doux : aloès.

Angiosperme : Plante dont les ovules sont contenus dans une cavité close (ovaire).

Anti-inflammatoire : Qui lutte contre la réaction (inflammation) des tissus en butte à une agression physique, chimique ou biologique.

Anthelminthique : (Syn. de vermifuge). Capable de détruire ou de chasser de l'organisme les vers parasites.

Anthraquinone : Matière organique de couleur jaune contenue par certaines plantes et les hydrocarbures, utilisée dans l'industrie des colorants et la pharmacie.

Antibiotique : Plante ayant la propriété de freiner ou de stopper le développement de certains microbes pathogènes. Ex : l'aloès, le thym, la sauge.

Antispasmodique : Plante aux propriétés capables de soulager ou de supprimer les spasmes d'origine nerveuse. Ex : la belladone, le datura, la jusquiame, la mélisse, le thym, le tilleul.

Apocynacées : Grande famille de plantes dicotylédones, comprenant 130 genres et plus de 1000 espèces, (arbres, arbustes et rarement herbes) originaires des régions chaudes ou tempérées.

Astringent (e) : Propriété de certaines plantes de resserrer les tissus, de freiner ou de stopper une hémorragie, une diarrhée, etc. Ex. citron, aloès, coing, feuille de noyer, gland et écorce de chêne (tanin), etc. Une lotion tonique raffermit la peau du cou ou du visage par ses propriétés astringentes.

Atonie : Défaut d'énergie et de vitalité. Diminution de la tonicité normale (disponibilité musculaire) d'un organe contractile.

Atopie : Terrain favorisant des réactions allergiques anormalement élevées.

Bactéricide : Qui a la propriété de détruire les bactéries, êtres unicellulaires.

Bain : Immersion entière ou partielle du corps. Préparation à partir de décoction ou d'infusion que l'on ajoute à l'eau du bain. Il existe aussi des bains de bouche, des bains pour les yeux, le siège, les pieds, etc.

Baume : Préparation aromatique à base d'huiles essentielles aux propriétés sédatives sur la douleur, que l'on utilise en onction ou en friction.

Béchique : Plante possédant des propriétés capables d'enrayer la toux, dont l'action sédative sur le centre bulbaire parvient à abolir le réflexe tussigène responsable de la toux.

Carminatif(ve) : Qui stimule la salive, les sécrétions gastriques et facilite l'expulsion des gaz intestinaux.

Cataplasme : Préparation que l'on applique durant un certain temps sur la peau. Il existe plusieurs sortes de cataplasmes: cicatrisants, émollients, révulsifs.

Cathartique : Qui purifie. Se dit d'un purgatif à action moyenne entre un laxatif et un drastique, et qui possède également un effet émétisant.

Cholagogue : Se dit d'une plante qui a la propriété de faciliter l'évacuation de la bile contenue dans la vésicule et les voies biliaires, vers le duodénum. Ex: aloès, menthe, olive.

Cholérétique : Qui provoque une hypersécrétion biliaire.

Cicatrisant : Faculté de réparer une plaie en lui évitant la suppuration.

Collagène : Principal constituant de la substance intercellulaire du tissu conjonctif, représentant chez l'homme un tiers des protéines de l'organisme. Le collagène facilite l'hydratation et l'élasticité.de la peau.

Colloïdale : Matière comprenant des particules en suspension dans un fluide.

Collutoire : Préparation antiseptique, astringente ou décongestionnante appliquée sur les gencives, les amygdales ou le pharynx.

Collyre : Préparation liquide (solution) à usage externe destinée à soigner les affections oculaires ou des paupières.

Cosmétique : Produit ou préparation servant à l'hygiène du corps, à l'entretien de la peau, des cheveux, de la bouche et des dents, etc., en vue de les protéger, de les maintenir en bon état, d'en corriger l'aspect ou l'odeur. Un cosmétique n'est pas un médicament.

Cuticule : Membrane plus ou moins perméable à l'eau ou aux gaz, revêtant la surface externe des feuilles et formant une sorte de filtre régulateur et protecteur.

Décoction : Préparation liquide obtenue en plaçant les drogues dans de l'eau froide portée à ébullition dans un récipient clos. La cuisson va, selon la recette prescrite, du premier bouillon à plusieurs minutes d'ébullition.

Derme : Tissu conjonctif (qui joint les autres tissus) formant avec l'épithélium la peau, ou tégument.

Dilution : Augmentation de la solution d'une substance par l'addition d'un liquide afin d'en diminuer la concentration. Principalement utilisée en homéopathie, la dilution permet d'obtenir des préparations à dose infinitésimale, autorisées jusqu'à 30 CH.

Distillation : Séparation, par chauffage en système clos, des différents principes volatils d'une substance. Sa technique est basée sur la différence de température nécessaire à l'évaporation de chacun d'eux.

Diurétique : Plante qui facilite l'évacuation de l'eau par les voies urinaires.

Dysménorrhée : Règles douloureuses.

Dyspepsie : Troubles de la digestion survenant après un repas trop lourd, dus à une mauvaise digestion, et dont les manifestions désagréables sont des ballonnements de l'épigastre, des sensations de brûlures d'estomac, des lourdeurs, des nausées, des rots, des flatulences.

Électuaire : Préparation à usage interne constitué d'un mélange de fines poudres avec du miel, du sirop, du vin ou des résines liquides.

Élixir : Préparation liquoreuse obtenue à partir de la solution de susbtances aromatiques végétales dans de l'alcool ou du vin. Breuvage magique, l'«Élixir de longue vie» est réputé prolonger la vie au-delà des limites ordinaires.

Embrocation : Préparation grasse ou huileuse, légèrement révulsive, qui calme les douleurs, détend et assouplit les muscles.

Émétique : Qui fait vomir. (Syn. vomitif).

Émollient : Qui adoucit, amollit, relâche.

Emménagogue : Substance qui stimule la menstruation et provoque l'apparition des règles.

Enzyme : Protéine au pouvoir catalytique élevé facilitant le métabolisme des molécules produites par les gènes.

Épithélium : Tissu composé de cellules formant un revêtement externe.

Essence : Produit volatil et aromatique que contiennent les plantes, utilisé en aromathérapie et en parfumerie. (synonyme : huile essentielle). Les différents principes d'extraction de l'essence sont la distillation par vapeur d'eau, par solvant, par enfleurage, par pression.

Eupeptique : Qui active les fonctions digestives et améliore la digestion.

Expectorant : Qui fluidifie les sécrétions bronchiques pathologiques (purulentes et hémorragiques) et aide à leur expulsion hors des voies expiratoires, par le crachat et la toux.

Fébrifuge : Plante dont l'une des propriétés permet de combattre la fièvre.

Fibroblaste : Cellule du tissu conjonctif responsable de la fabrication des fibres collagènes, protéines formant le tissu du derme ou des muscles.

Fongicide : Qui détruit les champignons pathogènes responsables des mycoses de la peau.

Lexique

Gel : Substance molle et translucide préparée à partir du mucilage naturel d'une plante.

Glucide : (Synonyme d'hydrate de carbone ou de saccharide). C'est l'un des composants de la matière vivante. Il contient du carbone, de l'hydrogène et de l'oxygène et présente des fonctions "alcool".

Hémolyse : Destruction des globules rouges du sang.

Hémolytique : Substance qui ralentit la destruction globulaire, enraye l'anémie et l'élimination des globules rouges dans le sang.

Hémostatique : Produit coagulant, vasoconstricteur enrayant les saignements et les hémorragies.

Hétéroside : (Synonyme de glycoside ou glucide. Contraire : holoside). Corps incolore et de saveur amère, lévogyre et insoluble dans l'eau qui possède une activité physiologique intense.

Holistique : Médecine affirmant que pour traiter valablement une affection, le médecin ne doit pas soigner uniquement la partie physique atteinte par le mal, mais étudier l'homme dans son ensemble : corps, âme, esprit.

Huile : La plupart des fruits ou des graines donnent à la pression une huile végétale plus ou moins grasse, qu'il ne faut pas confondre avec l'huile essentielle qui n'est pas un corps gras.

Huile essentielle : Voir essence.

Hydratant : En cosmétologie, produit capable d'améliorer l'équilibre de la peau par l'adjonction ou la rétention d'eau dans ses tissus.

Hygroma : Épanchement liquide des bourses séreuses des genoux ou des coudes, dû à un traumatisme ou à une irritation prolongée. Appelé aussi bursite.

Infusion : Préparation liquide obtenue en versant de l'eau bouillante sur des parties végétales actives fraîches ou sèches, généralement des feuilles ou des fleurs.
C'est le mode de préparation classique du thé. Laisser infuser de 3 à 10 minutes et boire rapidement.

Lait : Liquide obtenu en pilant des graines oléagineuses dans de l'eau, auquel on peut adjoindre des produits actifs. Lait d'amandes.

Laxatif (ve) : Propriété d'une substance de faciliter, sans irritation excessive, l'évacuation des selles, luttant ainsi contre la constipation.

Leucogène : Qui favorise la formation de leucocytes du sang (globules blancs).

Liliacées : Famille de plantes monocotylédones herbacées ou arborescentes à feuilles entières, alternées, parfois charnues et à fleurs périanthaires souvent réunies en épis ou en grappes. (Ail, asperge, poireau, oignon, lys, muguet, tulipe, aloès, asphodèle (mais pas le lilas!).

Lipotrope : Se dit d'une substance qui favorise l'élimination des graisses par le foie ou hors du foie, en augmentant le transit hépatique.

Liqueur : Préparation liquide à partir d'alcool et de plantes, sans fermentation. En pharmacie le terme *liqueur* désigne toute préparation liquide, à base d'alcool ou non, les *solutés* renfermant des produits toxiques.

Lotion : Préparation liquide à base de principes actifs destinée à laver la surface de l'épiderme aux endroits irrités ou blessés. (Lotion capillaire).

Macération : Préparation liquide qui nécessite un trempage à froid des plantes dans du vin, de l'alcool ou de l'huile. La solution, recouverte, mise au frais (mais pas dans un réfrigérateur) peut reposer, selon la recette, durant une nuit ou plusieurs jours, voire des semaines avant d'être prête à l'usage, après filtrage ou tamisage.

Métabolisme : Ensemble des processus biologiques et chimiques opérant dans la cellule, transformant la matière en énergie.

Mucilage : Substance gélatineuse (gel) se trouvant à l'intérieur des feuilles de certains végétaux dont la haute capacité d'absorption favorise la rétention de l'eau nécessaire à la survie de la plante.

Myosite : Inflammation musculaire d'origine infectieuse, virale ou parasitaire.

Onguent : Préparation à usage externe, contenant un ou plusieurs principes actifs mélangés à un excipient (substance neutre) à base de résine, de corps gras ou de cire, destinée à être appliquée sur la peau par friction.

Parenchyme : Tissu de base des végétaux supérieurs formé de cellules vivantes, présent surtout dans les parties médullaire (moëlle) et corticale (écorce) des tiges, des feuilles et des racines de la plante. Le parenchyme remplit diverses fonctions, notamment la conduction de la sève.

Phanérogame : Plante à fleurs dont la reproduction se fait par la graine.

Placebo : Préparation inactive et inoffensive administrée à un malade à la place d'un médicament, sous la même forme et dans les mêmes conditions, et qui agirait par suggestion.

Pommade : Préparation à usage externe ayant la consistance d'une crème épaisse, dans laquelle les principes actifs sont dissous dans des corps gras d'origine végétale ou animale. (La différence entre un onguent et une pommade réside dans leur consistance.).

Poudre : Préparation que l'on obtient en broyant les parties actives ou entières des plantes séchées, à l'aide d'un moulin ou d'un mortier.

Préparations : Ce sont les différentes formes d'administration des plantes selon les organes auxquels elles sont destinées. On boit les *bouillons* et les *tisanes*; on se frictionne avec les *liniments*; on se rince la gorge avec le *gargarisme* sans l'avaler; on applique sur la peau les *compresses* et les *emplâtres*, etc.

Pulpe : Partie charnue et tendre d'un fruit ou d'un légume formée d'un tissu parenchyme qui retient l'eau vitale ou sève.

Purgatif : Végétal qui a la propriété de faciliter l'évacuation du contenu de l'intestin. On distingue : a) les purgatifs cathartiques tels le séné, la rhubarbe, la bourdaine ; b) les purgatifs mécaniques (huileux) représentés par la moutarde blanche, les graines de lin, l'agar-agar et les huiles végétales (ricin) ; c) les purgatifs drastiques (parfois irritants pour l'intestin) que sont l'aloès (poudre) et le colchique.

Radicaux libres : Éléments issus de l'oxygène et qui ne sont plus appariés. Ces éléments deviendraient de redoutables destructeurs de la peau car ils s'attaquent de préférence aux membranes composées d'acides gras polysaturés. Activés tout au long de la journée, on ne peut guère les éviter. Les rayons solaires, les polluants de l'environnement et même le stress créent des radicaux libres qui s'attaquent à nos cellules saines. Les conséquences sont : vieillissement cutané, immunosuppression, prédisposition aux cancers de la peau.

Résolutif : Se dit d'une substance qui fait disparaître une inflammation sans suppuration ou qui favorise le relâchement musculaire.

Révulsif : Préparation ayant la propriété de provoquer une irritation locale de la peau permettant de drainer le sang d'une région malade vers les téguments (surface du corps).

Shampoing médicinal : Préparation destinée au lavage des cheveux à laquelle on a ajouté des spécifiques: antiseptique, antiséborrhéiques, etc.

Solution : Préparation liquide où sont dissous les principes actifs d'une plante par l'intermédiaire d'un solvant approprié : alcool, eau, éther, huile, etc.

Stimulateur biogène : Principe actif qui, selon le Dr Vladimir Filatov, agirait directement sur le système nerveux central.

Stomachique : Se dit d'une plante qui favorise le bon fonctionnement de l'estomac.

Stomate : Ensemble de deux cellules végétales ménageant entre elles une ouverture (ostiole), sorte de pore permettant la circulation de l'eau ou de l'air, entre l'intérieur et l'extérieur de la plante.

Suc : Préparation obtenue par simple pression froide de feuilles, fruits, graines ou tiges. Liquide qui s'écoule à l'extérieur de la plante après incision (pavot, aloès).

Teinture : Préparation résultant de la macération de plantes dans de l'alcool dans une proportion de 20 % de produit actif.

Tonique : Se dit d'une plante dont la principale vertu est de stimuler l'activité de l'organisme.

Topique : Préparation médicale à usage externe comprenant les cataplasmes, les emplâtres, les onguents, les vésicatoires.

Vésicatoire : Préparation sous forme d'emplâtre à base généralement de camphre ou d'aloès, produisant des vésicules sur la peau, destinée à calmer la douleur ou à enrayer des crises respiratoires aigües.

Virulicide ou virucide : Propriété d'une substance de détruire les virus.

Vulnéraire : Se dit d'une plante soulageant ou guérissant les blessures (aloès, plantain, trèfle jaune, etc.).

BIBLIOGRAPHIE

Aikhenbaum (Jean) **& Daszkiewicz** (Piotr) : ***Encyclopédie de santé,*** Éditions Godefroy, Chantilly (1998).

Benz (Dr Emil-August) **:** ***Aloe vera, eine Wunderpflanze,*** Sonnenverlag, Leipzig (1931).

Bloomfield (F.) : ***Miracle plant Aloe vera,*** Century Publishing, USA (1985).

Brandt (Max) : ***Aloe vera : Die Pflanze der Könige,*** Berlin (1937).

Coats (Bill C.) & **Spanky** (Stephen) : ***Healing Winner,*** Edit. Robert Ahola (1982).

Coats (Bill C.) : ***The Silent Healer, A modern study of Aloe vera,*** (1979).

Coats (Bill C.) & **Holland** (Richard E.) : ***Creatures in our care. The Veterinary uses of Aloe vera,*** (1985).

Danhof (Ivan E.) & **McAnalley** (Bill) : ***Stabilized Aloe vera. Effect on human skin cells,*** (1983).

Dehin (Robert) : ***Le Docteur vert ou Docteur Aloès – Aloe vera plante médicinale,*** édition française, Laboratoire Marcel Violet, Paris (1996).

Donadieu (Dr Yves) : ***L'Aloès pour votre santé,*** Donadieu éd. (1997).

James (Robert) : ***Aloe vera : nature's miracle plant,*** Alive Pub. Los Angeles (1949).

Kabuchi (Mitsuko) : ***Aloe vera healing wonder or phantasy ?*** Caledonian Press (1986).

Dr Krumm-Heller : ***Magie der Duftstoffe,*** Verlag Richard Schikowski, Berlin (1935).

Ladorenko (Vladimir) : ***Aloe vera and Ayurveda, the science of self healing,*** Old India Press, Bombay (1952).

Lagriffe : ***Vieux remèdes du temps,*** Éditions Maloine, Paris (1970).

Lavergne (Roger) : ***Fleurs de Bourbon, T. 9,*** Éditions Cazal, Saint-Denis-de-la-Réunion (1986).

Miller Kent (Carol) : ***Aloe vera,*** Arlington, Virginia (1979).

Morissette (P.) : ***L'Aloe vera : Thérapeutique naturelle aux effets universels,*** *in* Médecines Nouvelles (1989).

Munoz y Sanchez (Enrique) : ***Aloe vera americana,*** Soledad, Mexico.

Dr Mutschnick & Dr Solovieva : ***Gewerbetherapie nach der Methode Filatow,*** Odessa.

Peuser (Michael) : ***Aloe, Kaiserin der Heilpflanzen,*** Sao Paulo, Brésil, (2000). Édition en langue allemande.

Popowki (Alexander) : ***Auf der Grenze zwischen Leben und Tod,*** Kultur und Fortschritt Verlag, Berlin (1951).

Raspail (François-Vincent) : ***Histoire naturelle de la santé et de la maladie***, Paris (1860).

Schweizer (Marc) : ***Le Pouvoir magique des plantes,*** in Science et Magie, Ed. Piero (1995).

Schweizer (Marc) : ***Aloès, hygiène et santé des animaux***, Apophtegme, Paris (1997).

Suzuki (Tsunguru) : ***Aloe Vera,*** Izuki, Osaka (1987).

Thompson (Rita) : ***Le Lupus, l'Aloe vera et moi,*** Chez l'auteur (1984).

Turowa (A.D.) & **Saposchnikowa** (E.N.) : ***Heilpflanzen der UDSSR*** Editions Médicales, Moscou (1983).

Willem (Dr Jean-Pierre) : ***Au diable la vieillesse***, Éditions du Dauphin, Paris (2000).

Wirth (Wolfgang) : ***Guérir par l'aloès,*** Edition Wilhelm Ennsthaler, Steyr, Autriche (1987). (Edition française : Diffusion Soleils).

Yagi (Akira) : ***L'Aloès : bien davantage qu'un remarquable remède populaire***, (ouvrage en langue japonaise, traduit en anglais), Fukuyama University, Hiroshima (1982).

Zimmermann (Werner) : ***Wunderpflanzen und Gesundheit***, Limmat Verlag, Zürich (1936).

Périodique :

Succulentes : revue mensuelle publiée depuis 1977 par l'AIAPS, Jardin botanique, 98000 Monaco.

Internet :

www.aloeinfo.info
http://perso.club-internet.fr/schwmarc/
www.science-et-magie.com

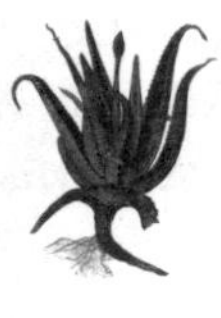

Achevé d'imprimer en juin 2008
sur les presses de la Nouvelle Imprimerie Laballery
58500 Clamecy

Dépôt légal de la 5e édition :
Juin 2008
N° d'impression : 805186
ISBN 978–2–912978–10–3
Imprimé en France

TABLE DES MATIÈRES